中国最美经方丛书

丛书主编 柳越冬 杨建宇

酸枣仁汤

SUAN
ZAO
REN
TANG

主 编

刘春生 赵宇昊 杨建宇

中原农民出版社
·郑州·

图书在版编目(CIP)数据

酸枣仁汤／刘春生,赵宇昊,杨建宇主编.—郑州:中原农民出版社,2018.9

(中国最美经方丛书)

ISBN 978-7-5542-1969-0

Ⅰ.①酸… Ⅱ.①刘… ②赵… ③杨… Ⅲ.①酸枣仁汤-研究 Ⅳ.①R286

中国版本图书馆 CIP 数据核字(2018)第 152352 号

出版:中原农民出版社

地址:河南省郑州市郑东新区祥盛街 27 号 7 层

邮编:450016

网址:http://www.zynm.com

电话:0371-65751257

发行单位:全国新华书店

承印单位:新乡市豫北印务有限公司

投稿邮箱:zynmpress@sina.com

策划编辑电话:0371-65788677

邮购热线:0371-65713859

开本:710mm×1010mm   1/16

印张:11

字数:166 千字

版次:2019 年 8 月第 1 版

印次:2019 年 8 月第 1 次印刷

书号:ISBN 978-7-5542-1969-0

定价:45.00 元

编 委 会

大美经方！ 中医万岁！

今天有点兴奋！

"中华中医药祝之友/杨建宇教授经方经药传承研究工作室"的牌子挂在了印尼·巴淡岛！[1]我很自豪地说，这是中医药界第一块"经方经药"传承研究机构的牌子！自然，在东南亚乃至全球也是第一！而这，必须感谢、感恩医圣张仲景的经方！

在 20 世纪 80 年代，我刚学了中医方剂学，就到新华书店买了一本《古方今用》，其中第一和方"桂枝汤"，不但用于治疗感冒，而且还广泛用于内外妇儿疾病。我印象最深的是既治坐骨神经痛，又治高血压。当时，我就有点懵！待学完《伤寒杂病论》，就有点明白了。但是一直到 90 年代初，随着临床感悟的加深，对医圣经方潜心地体验，对《伤寒杂病论》的反复体味，就基本上明白了许多。继而，临床疗效随着经方更广泛地应用而有了大幅提高，随即，我就被郑州地区多家门诊邀请出诊，还被许昌、濮阳、新乡、信阳等地邀请出专家门诊。直到现在，我仍坚持不懈地在临床中应用经方、体验经方、推广经方，并且效果显著，声誉远扬。时而，被邀至全国各地会诊疑难杂症；时而，被邀至全国各地讲解经方心得；偶尔，被邀至境外讲解经方，交流使用经方攻克疑难杂症的经验。而今天，把"经方经药"传承研究的牌子挂了印尼·巴淡岛上，而这一切，都缘于经方！都成于经方！这真是最美经方！大美经方！我情不自禁地在内心深处呼喊，感谢经方！感恩医圣！

时间如梭！中医药发展进入加速期。重温中医药经典蔚然成风，国家中医药管理局"全国优秀中医临床人才研修项目"学员（简称国优人才班）的培养，重在经典的研修，通过对研修项目的关注、论证、宣教、参与、主持等历炼和学习，我接触到了中医经典大家，对中医经典有了更深入地认知，对经方有了更深刻地体验，临床疗效再次得到了稳步提升。北京市中医管理局、河南省中医管理局、南阳市中医药管理局共同举办仲景书院首期"仲景国医传人"精英班，我有幸作为执行班主任，再次对经方大家和经方学验有了更多的感触和心悟。再加之，近 5 年来我一直在牵头专病专科经方大师研修班的数十个研修班的学习与交流，在单纯的经方学习交流之基础上，更多地引导经方的学术提升和经方应用向主流医院内推广，使我对"经方热"乃至"经典热"有了更多层面的了解和把握。期间，有一个"病准方对药不灵"现象引起了我的关注，我认为这一定是中药药物的精准及合理应用出了问题。即而联想到，国优人才班讲经典《神农本草经》苦于找不到专门研究《神农本草经》的教授,而在第三批国优人才班上课时,只有祝之友老教授一个人专注《神农本草经》专题研究与经方解读。原来这是中医药界普遍不读《神农本草经》的缘故,大家不重视临床中药学科的发展,从而导致临床中药品种、中药古今变异等问题没有得到良好的控制和改善,导致用药临床不效。故而,我们就立即开始举办"基于《神农本草经》解读经方临证应用研修班和认药采药班",旨在引导大家重温中医药首部经典《神农本草经》,认真研究经方的用药精准问题。此时此刻,明确提出"经药"这一"中医临床药学"的基本概念。根据祝之友老教授的要求和亲自授课、督导,我迅速把这个概念推广至全国各地(包括台北市的国际论坛上),及东南亚地区,为提高中医药临床疗效服务!而这个结果仍然是医圣经方的引领,仍然要感谢、感恩医圣仲景!大美经方!最美经方!

我和不少中医药人一样,稍稍有点小文人情愫,心绪放飞时,就浮想联翩,继而就草草成文。恰好"中国最美经方丛书"第一辑 15 册即将出版,而邀我作序,就充之为序。

之于"中国最美经方丛书",启于原"神奇的中华经穴疗法系列丛书"的畅销与好评!继而推出。既是中原出版传媒集团重点畅销图书,也是目前"经方热""经药热"之最流行类之书籍。本丛书系柳越冬教授带头,由国家名医传承室、大学科研机构、仲景书院经方兴趣研究小组等优秀的一线临床和科研人员共同编撰,是学习经方、应用经方、推广经方的参考书籍!对经方的临床应用和科研、教学均有积极的助推意义,必将得到广大"经方"爱好者、"经药"爱好者的热捧!

最后,仍用我恩师孙光荣国医大师的话来作结束语,

那就是:

美丽中国有中医!

中医万岁!

杨建宇[2]

2018 年 6 月 2 日,于新加坡转机回国候机时

注释:[1]同时还挂了"中华中药泰斗祝之友教授东南亚·印尼药用植物苑"和"中华中医药中和医派杨建宇教授工作室东南亚·印尼工作站"的牌子。 每块牌子上都有印尼文、中文、英文 3 种文字。

[2]杨建宇:研究员/教授,执业中医师,中华中和医派掌门人,著名经方学者和经方临床圣手。中国中医药研究促进会仲景医学研究分会副会长兼秘书长,仲景星火工程分会执行会长,北京中西医慢病防治促进会全国经方医学专家委员会执行主席,中关村炎黄中医药科技创新联盟全国经方健康产业发展联盟执行主席,中医药"一带一路"经方行(国际)总策划、总指挥、主讲教授,中华国医专病专科经方大师研修班总策划、主讲教授,中国医药新闻信息协会副会长兼中医药临床分会执行会长,曲阜孔子文化学院国际中医学院名誉院长/特聘教授。

目　录

上　篇　经典温习

1

下篇 现代研究

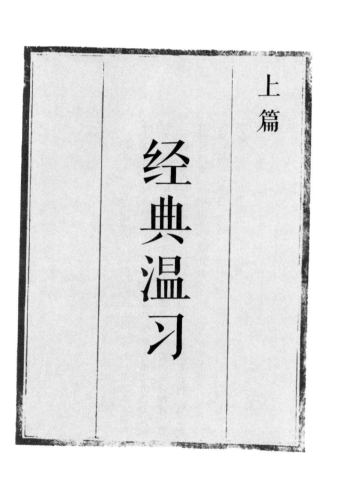

上篇

经典温习

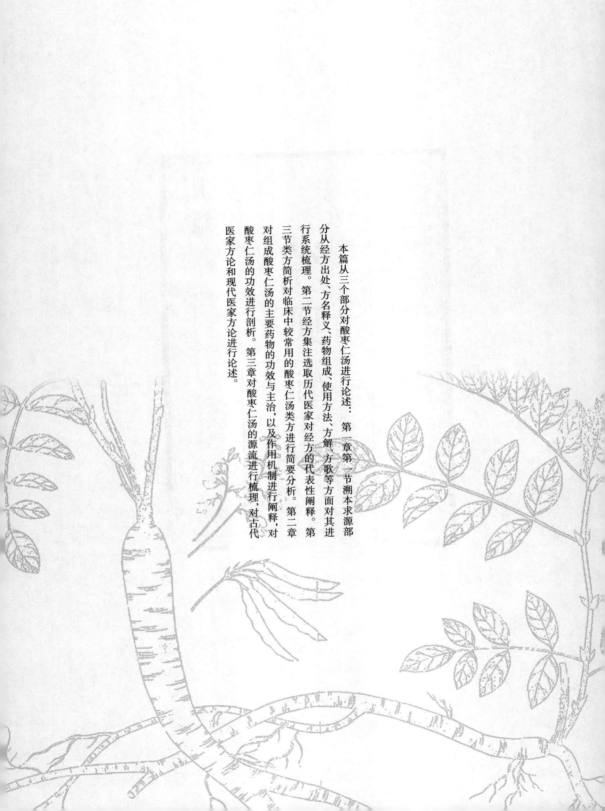

本篇从三个部分对酸枣仁汤进行论述：第一章第一节溯本求源部分从经方出处、方名释义、药物组成、使用方法、方解、方歌等方面对其进行系统梳理。第二节经方集注选取历代医家对经方的代表性阐释。第三节类方简析对临床中较常用的酸枣仁汤类方进行简要分析。第二章对组成酸枣仁汤的主要药物的功效与主治，以及作用机制进行阐释，对酸枣仁汤的功效进行剖析。第三章对酸枣仁汤的源流进行梳理，对古代医家方论和现代医家方论进行论述。

第一章　概　述

第一节　溯本求源

一、经方出处

《金匮要略》

虚劳虚烦不得眠,酸枣仁汤主之。

二、方名释义

酸枣仁汤由东汉张仲景所创,主要论述了肝阴不足,虚烦不寐的证治。魂藏于肝,"肝藏魂,人寤则魂游于目,寐则魂返于肝,若阳浮于外,魂不入肝,则不寐",肝开窍于目,人体在清醒时,魂游于目,通过视觉去感知外界的事物,形成一种有意识地认知活动,入睡时则魂归于肝;神藏于心,《灵枢·本神》:"肝藏血,血舍魂……脾藏营,营舍意……心藏脉,脉舍神……肺藏气,气舍魄……肾藏精,精舍志。"阳魂依靠精气血滋养,夜卧时血归于肝,则魂亦归肝。若肝阴心血不足,则神魂不能归藏,血不养魂,则魂失不内收,故而出现虚烦不寐。其主要症状是虚烦不眠,病程较长,另外以方测证当兼见情绪激动,头昏目眩,口渴咽干,舌红少苔等,证属心肝阴血亏虚,心神失养;治当养阴清热,宁心安神;方用酸枣仁汤。方中酸枣仁养肝阴,益心血,与甘草合用以增养阴之力。知母清虚热除烦,川芎理血疏肝,茯苓宁心安神,共奏养阴清热,宁心安神之效。因酸枣仁养肝血、安心神为君药,又全方中酸枣仁用量最大，故名酸枣仁汤。

三、药物组成

酸枣仁二升，甘草一两，知母二两，茯苓二两，川芎二两。（《金匮要略》川芎为二两，《金匮方歌括》川芎为一两）

四、使用方法

上五味，以水八升，煮酸枣仁，得六升，纳诸药，煮取三升，分温三服。

五、方歌

酸枣二升先煮汤，茯知二两佐之良，

芎甘各一相调剂，服后恬然足睡香。（《金匮方歌括》）

第二节　经方集注

虚劳虚烦不得眠，酸枣仁汤主之。

高学山

人之所以得眠者，以阳伏于阴，气藏于血，而得覆庇之妙也。阴血虚于里下，则阳气艰于伏藏，而浮扬于上，且上焦之津液又虚，不足胜阳气非时之扰，故烦而不得眠也。是其治例，不外乎润而降之之理矣。但润药皆阴，降药趋下，苟非抬高下引，则失神气浮扬之位而无益也。夫枣性最高，为胸分之药，酸能敛气归根，仁能伏神守宅，故重用而先煮之以为主。然后以川芎滋心血，以知母润肺气，以甘草浮缓之，而使徐徐下行，且以解虚烦之躁急也。以茯苓降渗之,而使少少下引,正以领枣仁之敛伏也。譬之亢旱之天,大地干燥,太阳既没,红尘高扬,黄埃飞布,太虚役役,不得瞑合,若非露下天清,乌能夜凉气润而静伏乎。此仲景之方药,与造化相为始终也。(《高注金匮要略》)

丹波元简

[尤]人寤则魂寓于目,寐则魂藏于肝,虚劳之人,肝气不荣,则魂不得藏,魂不藏,故不得眠。酸枣仁,补肝敛气,宜以为君,而魂既不归容,必有浊痰燥火,乘间而袭其舍者,烦之所由作也。故以知母、甘草,清热滋燥,茯苓、川芎,行气除痰,皆所以求肝之治,而宅其魂也。《三因》云,外热曰燥,内热曰烦,虚烦之证,内烦身不觉热,头目昏疼,口干咽燥,不渴,清清不寐,皆虚烦也。《叶氏统旨》云,虚烦者,心中扰乱,郁郁而不宁也,良由津液去多,五内枯燥,或荣血不足,阳胜阴微。《张氏医通》云,虚烦者,肝虚而火气乘之也,故特取枣仁以安肝胆为主,略加芎芎,调血以养肝,茯苓、甘草,培土以荣木,知母,降火以除烦,此平调土木之剂也。案虚烦,空烦也,无热而烦之谓,千金,恶阻半夏茯苓汤,主疗空烦吐逆,妇人良方,作虚烦,可证。(《金匮玉函要略辑义》)

黄元御

土湿胃逆,相火升泄,是以虚烦,不得眠睡。酸枣汤,甘草、茯苓,培土而泻湿,芎芎、知母,疏木而清烦,酸枣敛神魂而安浮动也。(《金匮悬解》)

周扬俊

按嘉言论此方云,《素问》谓阳气者,烦劳则张,精绝,辟积于夏,使人煎厥,可见虚劳虚烦,为心肾不交之病,肾水不上交于心火,心火无制,故烦而不得眠,不独夏月为然矣,方用枣仁为君,而兼知母之滋肾为佐,茯苓、甘草,调和其间,芎芎入血分而解心火之燥烦也。(《金匮玉函经二注》)

尤在泾

人寤则魂寓于目,寐则魂藏于肝。虚劳之人,肝气不荣,则魂不得藏,魂不得藏,故不得眠。酸枣仁补肝敛气,宜以为君。而魂既不归客,必有浊痰燥火乘间而袭其舍者,烦之所由作也,故以知母、甘草清热滋燥,茯苓、川芎

行气除痰。皆所以求肝之治而宅其魂也。(《金匮要略心典》)

第三节 类方简析

酸枣仁汤在中药方剂学中属于安神剂,指凡是以安神药为主组成,具有安神定志等作用,主治神志不安证的方剂,统称为安神剂。"惊者平之"(《素问·至真要大论》)是安神剂的立论依据,属于"十剂"中的"重剂"。

神志不安证有以邪扰为主,有以正虚为主。神志不安证病变部位主要在心,可涉及肝、脾、肾。临床表现以心烦、失眠、多梦、健忘为主。安神剂又分为重镇安神(代表方:朱砂安神丸),养心安神(代表方:天王补心丹、酸枣仁汤、安神定志丸),交通心肾(代表方:黄连阿胶汤)三类。另外引起神志不安证的原因有瘀血、气郁、痰阻等。

一、朱砂安神丸

组成:朱砂半两(15g),黄连六钱(18g),炙甘草五钱半(17g),生地黄二钱半(8g),当归二钱半(8g)。

用法:上四味为细末,另研朱砂,水飞如尘,阴干为衣,汤浸蒸饼为丸,如黍米大,每服十五丸(3g),津唾咽之,食后。现代用法:水煎服。

功用:清热养血,重镇安神。

主治:心火亢盛,阴血不足证。症见失眠多梦,惊悸怔忡,心烦神乱,或胸中懊憹,舌尖红,脉细数。

证治机制:本方证乃因心火亢盛,灼伤阴血所致。心火亢盛则心神被扰,阴血不足则心神失养,故见失眠多梦、惊悸怔忡、心烦等症;舌红,脉细数是心火盛而阴血虚之征。治当泻其亢盛之火,补其阴血之虚而安神。

方解:方中朱砂甘寒质重,专入心经,寒能清热,重可镇怯,既能重镇安神,又可清心火,治标之中兼能治本,是为君药。黄连苦寒,入心经,清心泻火,以除烦热为臣;君、臣相伍,重镇以安神,清心以除烦,以收泻火安神之功。佐以生地黄之甘苦寒,以滋阴清热;当归之辛甘温润,以补血,合生地黄滋补阴血以养心。使以炙甘草调药和中,以防黄连之苦寒、朱砂之质重碍胃。合而用之,标本兼治,清中有养,使心火得清,阴血得充,心神得养,则神志安定,是以"安神"名之。

配伍特点:重镇安神药与益气药相配伍,兼防重镇安神药伤胃气;滋补阴血药与益气药相配伍,使阴血得气而化生。

辨证要点:本方是治疗心火亢盛,阴血不足而致神志不安的常用方。临床应用以失眠,惊悸,舌红,脉细数为辨证要点。

使用注意:方中朱砂含硫化汞,不宜多服、久服,以防汞中毒;阴虚或脾弱者不宜服。

临证加减:若胸中烦热较甚,加栀子、莲子心以增强清心除烦之力;兼惊恐,宜加生龙骨、生牡蛎以镇惊安神;失眠多梦者,可加酸枣仁、柏子仁以养心安神。

方歌:朱砂安神东垣方,归连甘草合地黄,

　　　怔忡不寐心烦乱,养阴清热可复康。(《方剂学》)

文献摘要

热淫所胜,治以甘寒,以苦泻之。以黄连之苦寒去心烦,除湿热为君;以甘草、生地黄之甘寒泻火补气,滋生阴血为臣;以当归补其血不足;朱砂纳浮游之火,而安神明也。(《内外伤辨惑论》)

梦中惊悸,心神不安者,此方主之。梦中惊悸者,心血虚而火袭之也。是方也,朱砂之重,可使安神;黄连之苦,可使泻火;生地之凉,可使清热;当归之辛,可使养血;乃甘草者,一可以缓其炎炎之焰,一可以养气而生神也。(《医方考》)

心为君主之言,主不明则精气乱,神太劳则魂魄散,所以寤寐不安,淫邪发梦,轻则惊悸怔忡,重则痴妄癫狂耳!朱砂具明之体,赤色通心,重能镇怯,寒能胜热,甘以生津,抑阴火之浮游,以养上焦之元气,为安神之第一品;心苦热,配黄连之苦寒,泻心热也;更佐甘草之甘以泻之;心主血,用当归之

甘温,归心血也;更佐地黄之寒以补之。心血足,则肝得所藏而魂自安,心热解,则肺得其职而形自正也。(《古今名医方论》)

凡言心经药,都属心胞,惟朱砂外禀离明,内含真贡,故能交合水火,直入心脏。但其性徐缓,无迅扫阳焰之速效,是以更需黄连之苦寒以直折其热,甘草之甘缓以款启其微,俾膈上实火虚火,悉从小肠而降泄之。允为劳心伤神,动作伤气,扰乱虚阳之的方,岂特治热伤心包而已哉!然其奥又在当归之辛温走血,地黄之濡润滋阴,以杜火气复炽之路。其动静之机,多寡之制,各有至理,良工调剂之苦心,其可忽诸。(《张氏医通》)

东垣之方,多杂乱无纪,惟此方用朱砂之重以镇怯,黄连之苦以清热,当归之辛以嘘血,更取甘草之甘以制黄连之太过,地黄之润以助当归所不及。方意颇纯,亦堪节取。(《时方歌括》)

朱砂之重以镇怯,黄连之苦以清热,当归之辛以嘘血,更取甘草之甘以制黄连之太过,地黄之润,以助当归所不及,合之养血清火,安镇心神。怔忡、昏烦、不寐之症,可以治之。(《血证论》)

血热内扰,发为心神烦乱。朱砂、黄连、生地黄清热凉血,以安心神。当归补血,甘草和中,此为清热安神之剂。如失眠者,加酸枣仁、知母以安神清热,更为有效。(《时氏处方学》)

二、天王补心丹

组成:酸枣仁、柏子仁、当归身(酒洗)、天冬(去心)、麦冬(去心)各二两(60g),生地黄(酒洗)四两(120g),人参(去芦)、玄参(微炒)、丹参(微炒)、白茯苓(去皮)、远志(去心)、炒五味子(烘)、桔梗各五钱(15g)。

用法:上为末,炼蜜丸如梧子大,另用朱砂三五钱为衣,空心白滚汤下三钱(9g),或圆眼汤俱佳。现代用法:水煎服。

功用:滋阴清热,养血安神。

主治:阴虚血少,神志不安证。心悸怔忡,虚烦失眠,神疲健忘,或梦遗,手足心热,口舌生疮,大便干结,舌红少苔,脉细数。

证治机制:本方证多由忧愁思虑太过,暗耗阴血,使心肾两亏,阴虚血少,虚火内扰所致。阴虚血少,心失所养,故心悸失眠、神疲健忘;阴虚生内热,虚火内扰,则手足心热、虚烦、遗精、口舌生疮;舌红少苔,脉细数是阴虚内热之征。治当滋阴清热,养血安神。

方解:方中重用甘寒之生地黄,入心能养血,入肾能滋阴,故能滋阴养血,壮水以制虚火,为君药。天冬、麦冬滋阴清热,酸枣仁、柏子仁养心安神,当归补血润燥,共助生地黄滋阴补血,并养心安神,俱为臣药。玄参滋阴降火;茯苓、远志养心安神;人参补气以生血,并能安神益智;五味子之酸以敛心气,安心神;丹参清心活血,合补血药使补而不滞,则心血易生;朱砂镇心安神,以治其标;以上共为佐药。桔梗为舟楫,载药上行以使药力缓留于上部心经,为使药。本方配伍,滋阴补血以治本,养心安神以治标,标本兼治,心肾两顾,但以补心治本为主,共奏滋阴养血、补心安神之功。

辨证要点:本方为治疗心肾阴血亏虚所致神志不安的常用方。临床应用以心悸失眠,手足心热,舌红少苔,脉细数为辨证要点。

使用注意:本方滋阴之品较多,对脾胃虚弱、纳食欠佳、大便不实者,不宜长期服用。

临证加减:失眠重者,可酌加龙骨、磁石以重镇安神;心悸怔忡甚者,可酌加龙眼肉、首乌藤以增强养心安神之功;遗精者,可酌加金樱子、煅牡蛎以固肾涩精。

方歌:补心地归二冬仁,远茯味砂桔三参,

  阴亏血少生内热,滋阴养血安心神。(《方剂学》)

文献摘要

心者,神明之脏,过于忧愁思虑,久久则成心劳。心劳则神明伤矣,故忽忽喜忘;心主血,血濡则大便润,血燥故大便难;或时溏利者,心火不足以生脾土也;口内生疮者,心血虚而火内灼也。人参养心气,当归养心血,天、麦冬所以益心津,生地、丹、玄所以解心热,柏仁、远志所以养心神,五味、枣仁所以收心液,茯苓能补虚,桔梗能利膈。诸药专于补心,劳心之人宜常服也。(《医方考》)

  心者,神明之官也。忧愁思虑则伤心,神明受伤则主不明而十二官危,故健忘、怔忡。心主血,血燥则津枯,故大便不利;舌为心之外候,心火炎上,

故口舌生疮。是凡以生地为君者,取其下入足少阴以滋水主,水盛可以伏火,况地黄为血分要药,又能入手少阴也。枣仁、远志、柏仁,养心神者也;当归、丹参、玄参,生心血者也。二冬助其津液,五味收其耗散,参、苓补其气虚。以桔梗为使者,欲载诸药入心,不使之速下也。(《摄生秘制》)

心者主火,而所以主者神也。神衰则火为患,故补心者必清其火而神始安。补心丹用生地黄为君者;取其下足少阴以滋水主,水盛可以伏火,此非补心之阳,补心之神耳,凡果核之有仁,犹心之有神也。清气无如柏子仁,补血无如酸枣仁,其神存耳。参、苓之甘以补心气,五味之酸以收心气,二冬之寒以清气分之火,心气和而神自归矣;当归之甘以生心血,玄参之咸以补心血,丹参之寒以清血中之火,心血足而神自藏矣;更假桔梗为舟楫,远志为向导,和诸药入心而安神明。以此养生则寿,何有健忘、怔忡、津液干涸、舌上生疮、大便不利之虞哉?(《古今名医方论》)

此手少阴药也。生地、玄参,北方之药,补水所以制火,取既济之义也。丹参、当归,所以生心血。血生于气,人参、茯苓所以益心气。人参合麦冬、五味,又为生脉散,盖心主脉,肺为心之华盖而朝百脉,补肺生脉,所以使天气下降也。天冬苦入心而寒泻火,与麦冬同为滋水润燥之剂。远志、枣仁、柏仁,所以养心神,而枣仁、五味酸以收之,又以敛心气之耗散也。桔梗清肺利膈,取其载药上浮而归于心,故以为使。朱砂色赤入心,寒泻热而重宁神。读书之人,应当常服。(《医方集解》)

补心者,补心之用也。心藏神,而神之所用者,魂、魄、意、智、精与志也,补其用而心能任物矣。《本神篇》曰:随神往来者为之魂,当归、柏子仁、丹参流动之药,以悦其魂;心之所忆谓之意,人参、茯神调中之药,以存其意;因思虑而处物谓之智,以枣仁静招乎动而益其智;并精出入者为之魄,以天冬、麦冬、五味子宁静之药而安其魄;生之来谓之精,以生地、玄参填下之药定其精;意之所存谓之志,以远志、桔梗动生于静而通其志。若是,则神之阳动而生魂,魂之生而为意,意交于外而智生焉;神之阴静而生魄,魄之生而为精,精定于中而志生焉,神之为用不穷矣,故曰补心。(《绛雪园古方选注》)

血虚挟热,虚热生风而心神失养,故怔忡、惊悸不已。生地、玄参壮水制火,枣仁、柏仁养心安神,人参助心气,当归养心血,天冬、麦冬清心润燥,茯神、远志渗湿交心,丹参理心血,五味子收心阴,少佐桔梗载药上行,俾诸药入心。若心火太旺,加黄连以直折之。此是心虚挟热,惊悸怔忡之专方。炼蜜为丸,朱砂为衣,使火降神宁,则虚风自熄,而心悸诸症无不痊矣。(《医略六书》)

小篆,心字篆文,只是一倒火耳。火欲炎上,故以生地黄补水,使水上交于心;以玄参、丹参、二冬泻火,使火下交于肾;又佐参、茯以和心气,当归以生心血,二仁以安心神,远志以宣其滞,五味以收其散;更假桔梗之浮为向导。心得所养,而何有健忘、怔忡、津液干枯、舌疮、秘结之苦哉!(《时方歌括》)

夫心为离火,中含真水,凡诵读吟咏,思虑过度,伤其离中之阴者,则必以真水相济之。故以生地、玄参壮肾水,二冬以滋水之上源。当归、丹参虽能入心补血,毕竟是行走之品,必得人参之大力驾驭其间,方有阳生阴长之妙。茯苓、远志泄心热而宁心神,去痰化湿,清宫除道,使补药得力。但思虑过度,则心气为之郁结,故以柏子仁之芳香润泽入心者,以舒其神,畅其膈。枣仁、五味收其耗散之气,桔梗引诸药上行而入心。衣以朱砂,取其重以镇虚逆,寒以降浮阳,且其色赤属离,内含阴汞,与人心同气相求,同类相从之物也。(《成方便读》)

三、安神定志丸

组成:茯苓、茯神、人参、远志各一两,石菖蒲、龙齿各五线。

用法:上药为末,炼蜜为丸,如梧桐子大,辰砂为衣,每服二钱,温开水送服。现代用法:水煎服。

功用:益气化痰,安神定志。

主治:心气虚弱,痰扰心神证。失眠多梦,心烦不宁,心悸怔忡,健忘头沉,易惊,神疲乏力,面色不荣。

证治机制:本方所治之证乃心气虚弱,痰扰心神所致。心气虚弱,痰从内生,气不温煦,痰扰神明,则失眠多梦,心烦不宁;心气虚弱,心失所养,则心悸怔忡;心神不得心气所荣养,则健忘;心气虚弱,不能和煦、滋养内外,则神疲乏力,面色不荣。

方解:方中人参大补元气,养心安神;龙齿重镇安神;共为君药。茯苓、茯神健脾益气,渗利痰湿,宁心安神;远志、石菖蒲化痰开窍安神;朱砂助龙齿重镇安神;共为臣佐药。蜜能益气和中,并调和诸药,为佐使药。诸药配伍,以奏益气化痰,安神定志之效。

配伍特点:益气药与开窍药相配,补益不助痰,开窍不伤气;益气药与重镇药相配,使气能固守神明。

辨证要点:本方是主治心气虚弱,痰扰心神证的基础方。临床应用以失眠多梦,心悸怔忡,健忘头沉,神疲乏力,舌质淡,苔薄腻或厚,脉虚弱或滑沉为辨证要点。

使用注意:阴虚者慎用本方。

临证加减:若失眠者,加琥珀、珍珠母,以重镇安神;若血虚者,加龙眼肉、阿胶、熟地黄、酸枣仁,以滋养阴血,养心安神;若夹痰热者,加胆南星、浙贝母,以清热化痰等。

方歌:安神定志朱龙齿,人参二茯远菖蒲,
　　　　服药蜜调能益气,心虚痰扰皆能除。(《方剂学》)

四、黄连阿胶汤

组成:黄连四两,黄芩二两,芍药二两,鸡子黄二枚,阿胶三两。

用法:上五味,以水六升,先煮三物,取二升,去滓。纳胶烊尽,小冷,内鸡子黄,搅令相得。温服七合,日三服。现代用法:水煎服。

功用:清热育阴,交通心肾。

主治:心肾虚热证。心中烦,不得眠,多梦,口干舌燥,或汗出,或头晕,或耳鸣,或健忘,或腰酸,舌红,少苔,脉细数。

证治机制:本方所治之证乃心肾不足,虚热内生所致。心肾阴虚,热从内生而扰于心,则心中烦,不得眠;虚热扰动神明,则多梦;虚热灼阴,阴津不能上承,则口干舌燥;虚热迫津外泄,则汗出;虚热上冲于头,则头晕;肾阴虚不能上荣于耳,则耳鸣;心神不得阴血所养,则健忘;肾虚不能滋养其府,则腰酸,舌红、苔少、脉细数,皆为心肾虚热之征。治当清热育阴,交通心肾。

方解：方中黄连清热除烦，使心火不亢而能下交于肾；肾阴亏虚，以鸡子黄清热益阴，使肾阴上奉于心，共为君药。血可化阴，以阿胶补血滋阴，益心和肾；芍药补血和营，育肾阴；黄芩助黄连清热除烦，共为臣佐药。诸药配伍，以达清热育阴，交通心肾之效。

配伍特点：苦寒泻药与味甘补药相配，既治实邪又益正虚。

辨证要点：本方是主治心肾虚热证的基础方，临床应用以心烦失眠，多梦，或头晕，舌质红，少苔，脉细或数为辨治要点。

使用注意：阳虚者慎用本方。

临证加减：若肾阴虚明显者，加枸杞子、女贞子，以育阴和肾；若心胸烦热明显者，加栀子、竹叶，以清心泻热；若大便干者，加火麻仁、麦冬，以滋阴润燥生津；若失眠明显者，加酸枣仁、柏子仁，以滋阴补血安神；若头晕目眩者，加熟地黄、钩藤，以滋补阴血，清利头目。

方歌：四两黄连三两胶，二枚鸡子取黄敲，

　　　　一芩二芍心烦治，更治难眠睫不交。（《长沙方歌括》）

文献摘要

少阴温病，真阴欲竭，壮火复炽，心中烦，不得卧者，黄连阿胶汤主之……以黄芩从黄连，外泻壮火而内坚真阴；以芍药从阿胶，内护真阴而外捍亢阳。名黄连阿胶汤者，取一刚以御外侮，一柔以护内主之义也。（《温病条辨》）

用黄连以直折心火，佐芍药以收敛神明，所以扶阴而益阳也……鸡子黄禀南方之火色，入通于心，可以补离宫之火。黑驴皮禀北方之水色，且咸入肾，可以补坎宫之精，内合于心，而性急趋下。（《伤寒来苏集》）

阳有余，以苦除之。黄芩、黄连之苦，以除热，阴不足，以甘补之。鸡黄、阿胶之甘，以补血。酸，收也，泄也，芍药之酸，收阴气而泄邪热。（《注解伤寒论》）

第二章　临床药学基础

第一节　主要药物的作用机制

一、酸枣仁

酸枣仁属养心安神药,主治惊悸、怔忡、不寐、虚劳、虚烦。一般认为以治不寐为主,《本草纲目》载其治有"胆虚不眠""振悸不眠""虚烦不眠""骨蒸不眠"之别。《局方》药证提示,酸枣仁以治心悸怔忡为长,并非功专安眠。病有因失眠而心悸者,亦有因心动悸而失眠者,酸枣仁以治疗因悸而不寐者最佳。应用于各型心律失常引起的失眠效果较好,对于精神紧张、情志抑郁等引起的不寐反应一般。具体为突发的心悸气短或梦中突醒伴心慌胸闷,身体震颤不安,青灵穴、少府穴附近肌肉跳动,小指酸软无力、目眩视物恍惚、咽干痒不痛等,舌淡红偏嫩体微瘦,脉细弱或濡。

酸枣仁证的体质特点为体质瘦弱,欲寐而不能寐,精神不集中,常烦郁急躁。可大量服或久服,以达安五脏之功。

治疗心悸、怔忡常用配伍如人参、党参、黄芪、茯苓、龙眼肉、知母、地黄、麦冬、乳香、木香、朱砂等,亦常加入活血化瘀之品。

二、茯苓

茯苓杏仁甘草汤治"胸痹,胸中气塞,短气"。凡胸胁满、短气者,多伴有小便不利、目眩等。

理中丸条下有"悸者,加茯苓二两"。黄芪建中汤条下有"腹满者去枣,加茯苓一两半"。

使用茯苓可不问形体胖瘦,但须察舌。其人舌体多胖大,边有齿痕,舌面较湿润,为"茯苓舌",胖人舌体大,固然多茯苓证,瘦人见舌体胖大者,茯苓证更多见。其舌有齿痕,舌体胖大伴有水肿、腹泻者多为五苓散证、苓桂术甘汤证;舌体瘦小而有齿痕,伴有腹胀、失眠、咽喉异物感者,多为半夏厚朴汤证。

张仲景使用茯苓多入复方。配半夏治眩悸,配白术治疗口渴,配猪苓、泽泻治疗小便不利,配桂枝甘草治脐下悸。

张仲景使用茯苓汤剂量较大,尤其是用于心悸、口渴吐水以及四肢肿等,而用于散剂,则用量甚小。

白术重在治渴,茯苓重在治悸,故前人称白术能健脾生津,而茯苓能安神利水。

三、知母

知母主治汗出而烦。所谓汗出而烦,指其人或自汗,或盗汗,或出黄汗,同时心烦不安,甚至不得眠。知母所治的此种心烦,与大黄、黄连、栀子所主的烦不同,大黄之烦,因腹中结实,痛闭而烦;黄连之烦,因心下痞痛,悸而烦;栀子之烦,因胸中窒塞、舌上有苔而烦,皆有结实之证。而知母之烦,肠胃之中无有形邪气,临证无痛窒症状,故称之为"虚烦"。

使用知母,可注意以下的客观指征:①身体羸瘦。桂枝芍药知母汤证比较强调这个指征。身体羸瘦而脚肿如脱,肿在一处,全身反瘦,所谓"独足肿大",就可以使用知母。酸枣仁汤证的虚劳,本有"面色薄","酸削不能行",故也属于羸瘦之列。②舌红苔薄。瘦人舌本红,加有汗出而心烦,则更当红;苔薄,示肠胃中无有形积热。

知母很少单独使用。身热口燥渴,脉浮大者,配石膏、人参;骨节疼痛,配桂枝、石膏;身体羸瘦、独足肿大者,配桂枝、芍药、附子、麻黄等;身体羸瘦、心烦意乱者,配百合;虚烦不得眠,配酸枣仁、甘草。

四、川芎

川芎主治腹痛。

川芎所治腹痛范围较广，不仅为少腹痛，上腹部也有疼痛，甚至涉及胸胁、腰背，其疼痛的程度多为胀痛、刺痛，有时比较剧烈，甚至会令人暴亡，所谓"心下毒痛"。后世方如《太平惠民和剂局方》川芎茶调散、《斗门方》治偏头痛单方、《卫生宝鉴》川芎散、《宣明论方》川芎丸皆用川芎。

当归多用于妇人，而川芎则男女均用。当归多用于瘦弱干枯者，故当归生姜羊肉汤用当归而避用川芎，而川芎适用者不拘于体形，形体充实者也可以用之，后世方中大黄川芎同用，治风热壅盛，头昏目眩，大便艰难以及风热发狂，脉弦紧而洪等。而且，川芎多用于情志病及头部疾病，如酸枣仁汤以及后世的越鞠丸、柴胡疏肝散、通窍活血汤等均用川芎不用当归。当归多用于妇女病及腹部疾病，两者主治部位有上下之异。

五、甘草

甘草主治羸瘦，兼治咽痛、口舌糜烂、咳嗽、心悸以及躁、急、痛、逆诸症。

甘草用于瘦人，古时候就有这个经验。《神农本草经》记载甘草能"长肌肉"。

咽痛，张仲景多用甘草。《小儿药证直诀》用甘草、桔梗、阿胶治喉痛。岳美中先生曾治一患者咽喉痛如刀刺，用西药无效，局部不红不肿，与服生甘草、炙甘草，服二日其痛即失。

甘草可治口腔黏膜糜烂。赵锡武先生用甘草泻心汤加生地黄治疗口腔溃疡与外阴溃疡，甘草生用，量达30g。（《赵锡武医疗经验》）

对于尿道刺激征，如尿痛、尿急等，用甘草配合滑石等药物可缓解症状。这些均提示甘草有黏膜修复作用。

甘草治心悸，由于麻黄导致心悸，所以麻黄常配伍甘草。

甘草还是古代救治食物中毒或药物中毒的主要药物。唐代名医孙思邈说："大豆解百药毒，尝试之不效，乃加甘草，为甘豆汤，其验更速。"实验也证明,甘草对组胺、水合氯醛、升汞、河豚毒、蛇毒、白喉毒素、破伤风毒素,均有解毒作用。

第二节　主要药物的功效与主治

酸枣仁汤具有养阴清热,宁心安神之功效。主治肝阴不足,虚烦不寐之证。其主要症状是虚烦不眠,病程较长。另外以方测证当兼见情绪激动,头昏目眩,口渴咽干,舌红少苔,脉弦细等证,证属心肝阴血亏虚,心神失养;临床常用于治疗失眠、神经衰弱、内分泌失调、抑郁症、围绝经期综合征等疾病的临床表现符合心肝阴血虚证者。

一、从《金匮要略》论述酸枣仁汤的应用

1. 药方组成及出处

酸枣仁汤方出自汉代张仲景的《金匮要略·血痹虚劳病脉证并治第六》云:虚劳虚烦不得眠,酸枣仁汤主之。酸枣仁汤方:酸枣仁二升、川芎二两、知母二两、茯苓二两、甘草一两。

2. 方义分析

虚劳的发病机制,为气血阴阳俱不足。酸枣仁汤所治疗的虚烦失眠,均是由于肝血不足、阴虚内热而导致。其病位在肝,肝藏血而血舍魂。肝血不足则见魂不守舍,导致心神失养,故会引起虚烦不得眠。

此方证临床表现中,除了失眠外,还可兼见头昏目眩伴有情绪激动,口渴咽干,并有舌红而少苔等症状。在治疗中当滋养肝血以除烦安神,故选用酸枣仁汤来调治心肝、养血安神。方中酸枣仁性酸、甘、平,主入心肝经,功能滋肝养血、宁心安神,故为君药。配合宁心安神之茯苓,滋阴清热除烦之

知母,并为臣药。再辅川芎以调畅气机、活血行气,配合酸枣仁宣敛合用,畅达肝气,调肝养血;使用甘草以益气、和中、缓急,配合酸枣仁并有酸甘化阴之意。诸药相配伍同用,一则养肝血而宁心神,再则清内热而除烦安神,故失眠可除也。方中酸枣仁善疗心肝血虚之心烦不眠,甘草缓其中,知母清其热,茯苓散其结,川芎调其血,诸药合用则治心肝阴血虚,火热内扰之虚烦不得眠。

3. 组方要点

五行理论在病理上的分析:根据五行之间的相互关系,肝为心之母,而母能令子虚,故肝血不足则可见心失所养而不寐,为母病及子之故,治疗当用补母泻子之法以调平之。

药性上运用的五行相合机制在本方的五味药物组成中各显一性,酸枣仁性平、川芎性辛散、知母味苦甘、茯苓甘淡、甘草甘润。方以酸收、辛散之药味为主,配合以甘平药味而成,体现了《素问》中"肝欲散、急食辛以散之"和"肝苦急、急食甘以缓之"的治疗大法,从而起到养肝安神、收敛心气的目的。

选药采用了动静相配之法:方中选酸枣仁性味酸平之品用以养神敛阴;川芎辛温发散之品以行气血。二药配伍,酸辛并用,动静得配,相反相成,使得心肝之阴血得以滋养有源,共奏阳升阴潜之效。

治法上敛散并行、通补同用:酸枣仁汤原方虽然为治疗虚劳虚烦失眠而设,但组方却体现了敛散并行、通补同用的组方配伍原则:用酸枣仁酸以补阴血,川芎之辛散以通肝调营,知母滋阴水而制火,茯苓利水而平阴,甘草甘缓而防疏泄过急,诸药合用,功能养血安神、清热除烦。火清则神静,故为治疗虚劳失眠之主方。

《金匮要略心典》曰:"人寤则魂寓于目,寐则魂藏于肝,虚劳之人肝气不荣,则魂不得藏,魂不藏故不得眠。酸枣仁补肝敛气,宣以为君,而魂既不归容,必有浊痰燥火乘间而袭其舍者,烦之所由作也;故以知母、甘草清热滋燥,茯苓、川芎行气除痰,皆所以求肝之治而宅其魂也。"酸枣仁合甘草甘酸化阴治其阴亏,酸枣仁合知母酸苦泻热治虚烦,而阴虚火胜熬津液为痰,痰阻于中,胆气不舒也是造成烦而不寐的原因,茯苓除痰,川芎疏肝胆之气。

综观全方欲化其痰,必清其火,欲清其火必滋其阴,此方为治疗阴虚热盛之方针。

二、历代医家对酸枣仁汤的方药分析

《金匮要略》中写道"夫肝之病,补用酸,助用焦苦,益以甘味之药调之"。酸枣仁味酸平,气应少阳木化。而治疗肝极者,宜补、宜收,故选用酸枣仁至二升,以养肝血、生心血,正是酸收、酸补之意。肝郁则欲散,故选用辛散之川芎,配合酸枣仁以达肝调营,全方酸收、辛散并用,两药相反相成,既可补肝体,又可达肝用,起到养血、调肝、安神的作用。

1. 酸枣仁

酸枣仁性平、味酸,入肝、胆、心、脾经,功擅养肝、宁心、安神。《素问·六节脏象论》云"肝者罢极之本,魂之居也……其味酸。"《素问·五脏生成》亦有"肝欲酸"之论,故方中重用酸枣仁为君药。

晋代陶弘景《名医别录》云本方"主治烦心不得眠……虚汗烦渴,补中,益肝气"。

明代贾所学《药品化义》云:酸枣仁,仁主补,皮赤类心,用益心血。其气炒香,化为微温。借香以透心气,得温以助心神。凡志苦伤血、用智损神,致心虚不足、精神失守、惊悸怔忡、恍惚多忘、虚汗烦渴,所当必用。又取香温以温肝胆。若胆虚血少、心烦不寐,用此使肝胆血足,则五脏安和,睡卧自宁。

清代缪希雍《神农本草经疏》云:酸枣仁专补肝胆,亦复醒脾,从其类也。熟则芳香,香气入脾,故能归脾。能补胆气,故可温胆。母子之气相通,故亦主虚烦,烦心不得眠。

各家论述:

(1)主心腹寒热,邪结气聚,四肢酸疼,湿痹。久服安五脏。(《神农本草经》)

(2)无毒。主治烦心不得眠,脐上下痛,血转久泄,虚汗烦渴,补中益肝气,坚筋骨,助阴气,令人肥健。(《名医别录》)

（3）主心腹寒热，邪结气聚，四肢酸疼湿痹，烦心不得眠，脐上下痛，血转久泄，虚汗烦渴，补中益肝气，坚筋骨，助阴气，令人肥健。久服安五脏。（《汤液本草》）

（4）主肝病，寒热结气，酸痹久泄，脐下满痛之症。其仁甘而润，故熟用疗胆虚不得眠、烦渴虚汗之证；生用疗胆热好眠，皆足厥阴、少阳药也。（《本草纲目》）

（5）酸枣仁得木之气而兼土化，故其实酸平，仁则兼甘，气味匀齐，其性无毒，为阳中之阴。入足少阳、手少阴、足厥阴、太阴之经。专补肝胆，亦复醒脾，从其类也。熟则芳香，香气入脾，故能归脾。能补胆气，故可温胆。母子之气相通，故亦主虚烦，烦心不得眠。其主心腹寒热，邪结气聚，及四肢酸疼湿痹者，皆脾虚受邪之病，脾主四肢故也。胆为诸脏之首，十一脏皆取决于胆，五脏之精气皆禀于脾。故久服之，功能安五脏，轻身延年也。《别录》主烦心不得眠，脐上下痛，血转久泄，虚汗烦渴，补中益肝气，坚筋骨，助阴气，能令人肥健者，缘诸证悉由肝、胆、脾三脏虚而发，胆主升，肝藏血，脾统血，三脏得补，久而气增，气增则满足，故主如上功能也。（《神农本草经疏》）

（6）酸枣仁，味酸，性平，无毒，入心、脾、肝、胆四经。主筋骨酸疼，夜卧不宁，虚汗烦渴，安和五脏，大补心脾。炒熟去皮尖研用。生者治嗜卧不休。恶防己。按枣仁味酸，本入肝经，而心则其所生者也，脾则其所制者也，胆又其相依之腑也，宜并入之。《圣惠方》云胆虚不眠，寒也，炒熟为末，竹叶汤调服，盖以肝胆相为表里，血虚则肝虚，肝虚则胆亦虚，得熟枣仁之酸温，以旺肝气，则木来克土。脾主四肢，又主困倦，所以令人多睡，又《济众方》云胆实多睡，热也，生研为末，姜茶汤调服，亦以枣仁秋成者也，生则得全金气，而能制肝木，肝木有制，则脾不受侮，而运行不睡矣。（《雷公炮制药性解》）

（7）味微甘，气平。其色赤，其肉味酸，故名酸枣。其仁居中，故性主收敛而入心。多眠者生用，不眠者炒用。宁心志，止虚汗，解渴去烦，安神养血，益肝补中，收敛魂魄。（《景岳全书》）

（8）酸枣仁味甘而润，熟则收敛津液，故疗胆虚不得眠，烦渴虚汗之证；生则导虚热，故疗胆热好眠，神昏倦怠之证。足厥阴、少阳经药，兼入足太阴脾经。按酸枣本酸而性收，其仁则甘润而性温，能散肝、胆二经之滞，故《本经》治心腹寒热,邪气结聚,酸痛,血痹等证皆生用,以疏利肝脾之血脉也。盖肝虚则阴伤而烦心,不能藏魂,故不得眠也。伤寒虚烦多汗,及虚人盗汗,皆炒熟用之,总取收敛肝脾之津液也。归脾汤用以滋养营气,则脾热自除。单用煮粥,除烦益胆气,胆气宁而魂梦安矣。今人专以为心家药,殊昧此理。(《本经逢原》)

(9)枣肉味酸,肝之果也。得东方木味,能达肝气上行,食之主能醒睡。枣仁形圆色赤,禀火土之气化。火归中土,则神气内藏,食之主能寤寐。《本经》不言用仁,而今时多用之。心腹寒热,邪结气聚者,言心腹不和,为寒为热,则邪结气聚。枣仁色赤象心,能导心气以下交,肉黄象土,能助脾气以上达,故心腹之寒热邪结之气聚可治也。土气不达于四肢,则四肢酸痛。火气不温于肌肉,则周身湿痹。枣仁禀火土之气化,故四肢酸痛,周身湿痹可治也。久服安五脏,轻身延年。言不但心腹和平,且安五脏也。五脏既安,则气血日益,故又可轻身延年。(《本草崇原》)

(10)酸,平,入足厥阴,兼入手少阴经血分。收肝脾之液,以滋养营气。敛心胆之气,以止消渴。补君火以生胃土,强筋骨以除酸痛。得人参、茯苓,治盗汗(无火可用);得生地、五味子,敛自汗(心火盛不用)。配辰砂、乳香,治胆虚不寐(有火勿用);配地黄、粳米,治骨蒸不眠(枣仁止用一钱)。去壳。治不眠,炒用。治胆热不眠,生用。止烦渴盗汗,醋炒。醒脾,临时炒用。恐助火,配二冬用。肝旺烦躁,肝强不眠(服之肝气敛火亦盛),心阴不足,致惊悸者(血本不足,敛之益增烦躁),俱禁用。世医皆知枣仁止汗,能治不眠。岂知心火盛,汗溢不止,胆气热,虚烦不眠。阴虚痨瘵症,有汗出上焦,而终夜不寐者,用此治之,寤不安,而汗更不止。(《得配本草》)

(11)心中烦不得卧,黄连阿胶汤主之,虚烦不得眠,酸枣仁汤主之。同是心烦,同是不寐,两方无一味之同,岂不得卧、不得眠有异耶?抑心中烦与虚烦固不同耶?夫寐,谧也,静谧无声也(《释名》),眠犹瞑也(《后汉书·冯衍传》注《玉篇》"眠瞑同"),泯也,泯泯无知也(《释名》),卧犹息也(《后汉书·隗嚣传》注),僵也(《广雅释诂》)。是寐者能卧而未必安静,眠者且能熟寐而无知,不得卧则或起或寝,并不能安于床席矣。于此见虚烦不得眠,虽亦静谧,但时多扰乱也,心中烦不得卧,则常多扰乱,且不得静谧矣。夫寐系心与肾相交,能静谧而时多扰乱,乃肾之阴不继,不能常济于心,常多扰乱而不得静谧,乃邪火燔盛,纵有肾阴相济,不给其烁,况一为伤寒,本系急疾之病,且少阴病仅在二三日以上,其急疾抑又可想,一为虚劳,则本缓疴虚证。故其治法,泻火滋阴,相去霄壤,一以阿胶、鸡子黄安心定血,而外并主以苦燥之芩连,开阴之芍药,一以酸枣仁、茯苓启水上滋,而外更益以甘润之知母,开阳之川芎。岂可同日语哉!故后世用酸枣仁诸方,始终只治不睡,并无他歧相搅,乃立异者或以为生用能醒睡,是牵合陶隐居之说,以简要济众一方为据,不知其方用酸枣仁止一两,用蜡茶至二两,且以生姜汁涂炙,是以茶醒睡,用酸枣仁为反佐,若据此为醒睡之典,则麻黄汤中有治中风自汗之桂枝,亦可谓为止汗耶?或以为酸枣仁治不寐,乃治邪结气聚之不寐,是牵合《本经》之文,且谓未有散邪结气聚之物,能使卫气入脏而就安寝者,不思仲景用酸枣仁汤,明明著"虚劳虚烦不得眠"之语,虚烦不得眠,犹可目为邪结气聚耶?虚劳亦岂邪结气聚可成者耶?纵邪结气聚,亦可成虚劳,则此不得眠,且将与栀子豉汤证相比矣,若谓卫气不得归脏,又与半夏秫米汤相比矣,仲景又何别用酸枣仁汤为哉?(《本经疏证》)

(12)酸枣丛生而气薄,气薄则发泄,味酸亦泄,啖之使阳不得入于阴,故醒睡。仁则甘平,甘平由酸而来,性故微敛而微守。酸枣肝药,仁不能大戾乎枣,亦必入肝。皮赤则入心,内黄则入脾。酸枣仁自当为心、肝、脾三经之药。心得之则神安,肝得之则魂藏,脾得之则思靖,其治不得眠,尚有何疑?独是酸枣仁汤治虚劳虚烦不得眠,则更有进焉。按栀子豉汤证,亦为虚烦不得眠,而彼为有伤寒余邪,此由于虚劳,故加虚劳字以别之。劳之为病,其脉浮大,手足烦,阴寒,精自出,酸削不能行。此云虚烦不得眠,脉必浮而微数。盖阳上淫而不下则烦,阴下亏而不上则不得眠,其责在肾。非酸枣仁收摄浮阳,不能使心肝脾咸循其职。故推酸枣仁为君,而臣以知母滋肾之液,茯苓泄肾之邪,扰心之烦可不作矣。而心肾不交,犹未足以成寐。后世医者,必将以远志配枣仁,为一降一升之法。不知远志乃阴中升阳之药,此非阳不升而实阴不升,既以枣仁摄之,知母滋之,茯苓泄之,阴中之阴,自有能升之理。特三物皆下行,而肾阴向上之机不能有滞,故又加芎藭通阴阳以利之,甘草居中宫以和之,标之曰酸枣仁汤者,以酸枣仁为首功也。(《本草思辨录》)

（13）酸枣仁，《本经》主烦心不得眠，今医家两用之，睡多生使，不得睡炒熟，生熟辨尔顿异。而胡洽治振悸不得眠，有酸枣仁汤，酸枣仁二升，茯苓、白术、人参、甘草各二两，生姜六两。六物切，以水八升煮取三升，分四服。《深师》主虚不得眠，烦不可宁，有酸枣仁汤，酸枣仁二升，蝭母、干姜、茯苓、芎䓖各二两，甘草一两炙，并切，以水一斗，先煮枣，减三升后，纳五物，煮取三升，分服。一方，更加桂一两。二汤酸枣并生用，疗不得眠，岂便以煮汤为熟乎。（《本草图经》）

（14）酸枣仁，均补五脏，如心气不足，惊悸怔忡，神明失守，或腠理不密，自汗盗汗；肺气不足，气短神怯，干咳无痰；肝气不足，筋骨拳挛，爪甲枯折；肾气不足，遗精梦泄，小便淋沥；脾气不足，寒热结聚，肌肉羸瘦；胆气不足，振悸恐畏，虚烦不眠等症，是皆五脏偏失之病，得酸枣仁之酸甘而温，安平血气，敛而能运者也。（《本草汇言》）

3. 知母

知母苦甘、性寒，入肺、肾、胃经。善于滋阴润燥、清热除烦。《神农本草经》云其"主消渴热中、除邪气"。

《雷公炮制药性论》云其主治"心烦躁闷"，《日华子本草》则云其可"补虚乏、安心、止惊悸"。

各家论述：

（1）味苦，寒。主消渴，热中，除邪气，肢体浮肿，下水，补不足，益气。（《神农本草经》）

（2）主治心烦躁闷，骨热劳往来，生产后蓐劳，肾气劳，憎寒虚损，患人虚而口干，加而用之。（《雷公炮制药性论》）

（3）知母禀天地至阴之气，故味苦气寒而无毒。《药性论》：兼平，《日华子》：兼甘，皆应有之。入手太阴、足少阴经。苦寒能除烦热，至阴能入骨，故主消渴热中，除邪气。脾肾俱虚则湿热客之，而成肢体浮肿，肺为水之上源，肾属水，清热滋肺金，益水脏，则水自下矣。补不足者，清热以滋金水之阴，故补不足。热散阴生，故益气。苦寒至阴之性，烦热得之即解，故疗伤寒，久疟烦热，及胁下邪气。凡言邪者，皆热也。膈中恶，即邪恶之气中于膈中也。风汗者，热则生风，而汗自出也。内疸者，即女劳色疸也。热火既散，阴气即

生,故主上来诸证也。多服令人泄者,阴寒之物,其味复苦,则必伤脾胃生发之气,故作泄也。(《本草经疏》)

(4)知母入足阳明、手太阴,其用有四:泻无根之肾火,疗有汗之骨蒸,止虚劳之热,滋化源之阴。仲景用此入白虎汤治不得眠者,烦躁也。烦出于肺,躁出于肾,君以石膏,佐以知母之苦寒,以清肾之源,缓以甘草、粳米,使不速下也。又凡病小便闭塞而渴者,热在上焦气分,肺中伏热,不能生水,膀胱绝其化源,宜用气薄味薄淡渗之药,以泻肺火、清肺金而滋水之化源。若热在下焦血分而不渴者,乃真水不足,膀胱干涸,乃无阴则阳无以化,法当用黄柏、知母大苦寒之药,以补肾与膀胱,使阴气行而阳自化,小便自通。(《珍珠囊补遗药性赋》)

(5)肾苦燥,宜食辛以润之;肺苦逆,宜食苦以泻之。知母之辛苦寒凉,下则润肾燥而滋阴,上则清肺金泻火,乃二经气分药也;黄柏则是肾经血分药,故二药必相须而行,昔人譬之虾与水母,必相依附。(《本草纲目》)

(6)知母苦寒,气味俱厚,沉而下降,为肾经本药。兼能清肺者,为其肃清龙雷,勿使僭上,则手太阴无销烁之虞也。泻有余之相火,理消渴之烦蒸,凡止咳安胎,莫非清火之用。多服令人泄泻,令人减食,此惟实火燔灼者,方可暂用。若施之于虚损之人,如水益深矣。盖苦寒之味,行天地肃杀之令,非长养万物者也。(《本草通玄》)

(7)味苦,寒,阴也。其性沉中有浮,浮则入手太阴、手少阴,沉则入足阳明、足厥阴、足少阴也。故其在上,则能清肺止渴,却头痛,润心肺,解虚烦喘嗽,吐血衄血,去喉中腥臭;在中则能退胃火,平消瘅;在下则能利小水,润大便,去膀胱肝肾湿热,腰脚肿痛,并治劳瘵内热,退阴火,解热淋崩浊。古书言:知母佐黄柏,滋阴降火,有金水相生之义。盖谓黄柏能制膀胱命门阴中之火,知母能消肺金制肾水化源之火,去火可以保阴,是即所谓滋阴也,故洁古、东垣皆以为滋阴降火之要药。继自丹溪而后,则皆用以为补阴,诚大谬矣。夫知母以沉寒之性,本无生气,用以清火则可,用以补阴则何补之有?

第其阴柔巽顺,似乎有德,倘元气既亏,犹欲借此以望补益,是亦犹小人在朝,而国家元气日受其削,有阴移焉而莫之觉者,是不可不见之真而辨之早也。(《景岳全书》)

（8）知母沉降，入足少阴气分，及足阳明、手足太阴，能泻有余相火，理消渴烦蒸。仲景白虎汤、酸枣汤皆用之。下则润肾燥而滋阴，上则清肺热而降烦。但外感表证未除，泻痢燥渴忌之。脾胃虚热人误服，令人作泻减食，故虚损大忌。近世误为滋阴上剂，劳瘵神丹，因而夭枉者多矣。《本经》言除邪气肢体浮肿，是指湿热水气而言。故下文云：下水，补不足，益气，乃湿热相火有余，烁灼精气之候，故用此清热养阴，邪热去则正气复矣。（《本经逢原》）

（9）知母苦寒，清肺胃气分之热，热去则津液不耗，而阴自潜滋暗长矣。然仲圣云：胃气生热，其阳则绝。盖胃热太盛，则阴不足以和阳，津液渐干，而成枯燥不能杀谷之病，其阳则绝者，即津液涸竭也。清其热，俾阳不绝，则救津液之药，虽谓之补阳可也。乃后人以为寒凉之品，非胃家所喜，谆谆戒勿轻用，辄从事于香燥温补之药者何哉？（《重庆堂随笔》）

（10）知母味苦，性寒，液浓而滑，其色在黄白之间。故能入胃以清外感之热，伍以石膏可名白虎（二药再加甘草、粳米和之，名白虎汤，治伤寒温病热入阳明）；入肺以润肺金之燥，而肺为肾之上源，伍以黄柏兼能滋肾（二药少加肉桂向导，名滋肾丸），治阴虚不能化阳，小便不利。为其寒而多液，故能壮水以制火，治骨蒸劳热，目病胬肉遮掩白睛，为其液寒而滑，有流通之性，故能消疮疡热毒肿疼。《本经》谓主消渴者，以其滋阴壮水而渴自止也。谓其主肢体浮肿者，以其寒滑能通利水道而肿自消也。谓其益气者，以其能除食气之壮火而气自得其益也。

知母原不甚寒，亦不甚苦，尝以之与黄芪等分并用，则分毫不觉凉热，其性非大寒可知。又以知母一两加甘草二钱煮饮之，即甘胜于苦，其味非大苦可知。寒、苦皆非甚大，而又多液，是以能滋阴也。有谓知母但能退热，不能滋阴者，犹浅之乎视知母也。是以愚治热实脉数之证，必用知母，若用黄芪补气之方，恐其有热不受者，亦恒辅以知母，惟有液滑能通大便，其人大便不实者忌之。（《医学衷中参西录》）

（11）知母寒润，止治实火，泻肺以泄壅热，肺痈燥咳宜之，而虚热咳嗽大忌。清胃以救津液，消中瘅热宜之，而脾气不旺亦忌。通膀胱水道，疗淋浊初起之结热，伐相火之邪，主强阳不痿之标剂。热病之在阳明，烦渴大汗，脉洪里热，佐石膏以扫炎熇；疟证之在太阴，湿浊熏蒸，汗多热甚，佐草果以泄

脾热。统详主治,不外实热有余四字之范围。(《本草正义》)

(12)知母能益阴清热止渴,人所共知,其能下水,则以古人用者甚罕,后学多不明其故……《千金》《外台》两书用知母治水气各一方。《千金》曰:有人患水肿腹大,其坚如石,四肢细,少劳苦足胫即肿,少饮食便气急,此终身之疾,服利下药不瘥者,宜服此药,微除风湿,利小便,消水谷,岁久服之,乃可得力,瘥后可常服。其所用药,则加知母于五苓散中,更增鬼箭羽、丹参、独活、秦艽、海藻也。《外台》曰:《古今录验》泽漆汤,疗寒热当风,饮多暴肿,身如吹,脉浮数者。其所用药,则泽泻、知母、海藻、茯苓、丹参、秦艽、防己、猪苓、大黄、通草、木香也。其曰:除风湿,利小便,曰:疗寒热当风,饮多暴肿。可见《本经》所著下水之效,见于除肢体浮肿,而知母所治之肢体浮肿,乃邪气肢体浮肿,非泛常肢体浮肿比矣。正以寒热外盛,邪火内著,渴而引饮,火气不能化水,水遂泛滥四射,治以知母,是泄其火,使不作渴引饮,水遂无继,蓄者旋消,由此言之,仍是治渴,非治水也。于此,见凡肿在一处,他处反消瘦者,多是邪气勾留,水火相阻之候,不特《千金方》“水肿、腹大、四肢细”,即《金匮要略》中桂枝芍药知母汤,治“身体尪羸,脚肿如脱”亦其一也。《金匮方》邪气水火交阻于下,《千金方》邪气水火交阻于中。阻于下者,非发散不为功,阻于中者,非渗利何由泄,此《千金方》所以用五苓散,《金匮方》所以用麻黄、附子、防风,然其本则均为水火交阻,故其用桂、术、知母则同也,桂、术治水之阻,知母治火之阻,于此遂可见矣。(《本经疏证》)

3. 川芎

川芎气味辛温、芳香,入肝、胆和心包经。功可调畅气机,疏达肝气。川芎能入血分,可舒解心火之躁烦,并可疏肝调气,达肝气之郁结。方中川芎之辛散和酸枣仁之酸收伍用,既可补肝体,又可顺肝用,二药配合,具有养血调肝安神之妙。

各家论述:

(1)味辛,温。主中风入脑,头痛,寒痹,筋挛缓急,金创,妇人血闭无子。(《神农本草经》)

(2)味辛,性温,无毒。升也,阳也。其用有二:上行头角,助清阳之气,止痛;下行血海,养新生之血,调经。(《雷公炮制药性赋》)

（3）洁古云：补血，治血虚头疼之圣药也。治妊妇数月胎动，加当归，二味各二钱，水二升，煎至一升，服之神效。《主治秘诀》云：性温，味辛苦。气味厚薄，浮而升，阳也。其用有四，手少阳引经一也，诸经所痛二也，助清阳之气三也，去湿气在头四也。（《本草发挥》）

（4）芎䓖，血中气药也。肝苦急，以辛补之，故血虚者宜之。辛以散之，故气郁者宜之。《左传》言麦曲、鞠穷御湿，治河鱼腹疾。予治湿泻每加二味，其应如响也。血痢已通而痛不止者，乃阴亏气郁，药中加芎为佐，气行血调，其病立止。此皆医学妙旨，圆机之士，始可语之。

五味入胃，各归其本脏。久服则增气偏胜，必有偏绝，故有暴夭之患。若药具五味，备四气，君臣佐使配合得宜，岂有此害哉？如芎䓖，肝经药也。若单服既久，则辛喜归肺，肺气偏胜，金来贼木，肝必受邪，久则偏绝，岂不夭亡？故医者贵在格物也。（《本草纲目》）

（5）川芎禀天之温气，地之辛味，辛甘发散为阳，是则气味俱阳而无毒。阳主上升，辛温主散，入足厥阴经，血中气药。扁鹊言酸，以其入肝也。故主中风入脑头痛，寒痹筋挛缓急，金疮，妇人血闭无子。《别录》除脑中冷动，面上游风去来，目泪出，多涕唾，忽忽如醉，诸寒冷气，心腹坚痛，中恶卒急肿痛，胁风痛，温中内寒。以上诸病，皆病在血分，正以其性走窜，而绝无阴凝粘滞之性，故入血药上行，而不可多用耳。（《本草经疏》）

（6）芎䓖味辛，气温。升也，阳也。无毒……功专疗偏头疼……乃手少阳本经之药，又入手足厥阴二经。堪佐升麻，升提气血。止本经头痛，血虚头痛之不可遗（余经头痛亦宜用，俱各加引经药）。散肝经诸风，头面游风之不可缺。上行头目，下行血海。通肝经，血中之气药也。治一切血，破癥结宿血，而养新血及鼻洪吐血溺血，妇人血闭无娠；治一切气，驱心腹结气，诸般积气并胁痛痰气疝气，中恶卒痛气块。排脓消瘀长肉。兼理外科，温中燥湿散寒，专除外感。（《本草蒙筌》）

（7）川芎，味辛微甘，气温，升也，阳也。其性善散，又走肝经，气中之血药也。反藜芦。畏硝石、滑石、黄连者，以其沉寒而制其升散之性也。芎归俱属血药，而芎之散动尤甚于归，故能散风寒，治头痛，破瘀蓄，通血脉，解结气，逐疼痛，排脓消肿，逐血通经。同细辛煎服，治金疮作痛。同陈艾煎服，验胎孕有无三四月后,服此微动者,胎也。以其气升,故兼理崩漏眩运;以其甘少,故散则有余,补则不足。惟风寒之头痛,极宜用之,若三阳火壅于上而痛者,得升反甚。今人不明升降,而但知川芎治头痛,谬亦甚矣。(《景岳全书》)

(8)辛温,无毒……芎劳辛温,上升,入肝经,行冲脉,血中理气药也。故《本经》治中风入脑头痛等证,取其辛散血分诸邪也。好古言搜肝气,补肝血,润肝燥,补风虚。又治一切风气,血气,及面上游风,目疾多泪,上行头目,下行血海,故四物汤用之者。皆搜肝经之风,治少阳厥阴头痛,为血虚头痛之圣药。助清阳之气,去湿气在头,头痛必用之药。血痢已通,而痛不止,乃阴亏气郁,药中加芎劳,气行血调,其痛立止……凡骨蒸盗汗,阴虚火炎,咳嗽吐逆及气弱之人不可服。其性辛散,令真气走泄而阴愈虚也。(《本经逢原》)

(9)芎劳(专入肝,兼入心包、胆)。辛温升浮。为肝、胆、心包血分中气药。故凡肝因风郁,而见腹痛、胁痛、血痢、寒痹、筋挛、目泪,及痈疽一切等症,治皆能痊。(痈从六腑生,疽自五脏成,皆属血气阻滞所致。)缘人一身血气周流,无有阻滞,则百病不生。若使寒湿内搏,则血滞而不行。(为不及,其毒为阴。)热湿内搏,则血急而妄沸。(为太过,其毒为阳。)气郁于血,则当行气以散血;血郁于气,则当活血以通气,行气必用芎、归,以血得归则补,而血可活,且血之气,又更得芎而助也。况川芎上行头目,(元素曰:川芎其用有四,为少阳引经,一也;诸经头痛,二也;助清阳之气,三也;去湿气在头,四也。)下行血海,其辛最能散邪,血因风郁,得芎入而血自活,血活而风自灭,又何有毒、有痹、有痛、有郁,而致病变多端哉。(散肝气,祛肝风。)是以四物用之以散肝经之风,头痛必用以除其郁。(杲曰:头痛必用川芎,如不愈,加各引经药。太阳羌活,阳明白芷,少阳柴胡,太阴苍术,厥阴吴茱萸,少阴细辛是也。)然气味辛窜,能泄真气,单服久服,令人暴亡。(时珍曰:芎劳,肝经药也。若单服既久,则辛喜归肺,肺气偏胜,金来贼木,肝必受邪,久则偏绝,岂不夭亡。《验胎法》云:妇人过经三月,用芎数钱为末,空心热汤调一匙服,腹中微动者是胎,不动者是经闭。)(《本草求真》)

(10)夫曰:虚劳虚烦不得眠,心病也。心属火而藏神,火者畏水,神则宜安,用茯苓可矣,更用知母之益水,芎䓖之煽火,是何为者？殊不知心于卦象离,中含一阴,外包二阳,阳本有余,阴本不足,况劳者火炎阴竭之候,故值此者,宜益阴以配阳,不宜泄阳以就阴,然阴被阳隔于中,为益阴药所不能及,芎䓖者,所以达隔阴之阳,阳舒而知母遂与离中一阴浃,而安神利水,继之以奏绩。是二味者,虽列佐使,实为此方枢机矣。说者谓知母益水以济火,芎䓖平木以生火,而不知是方直截简当,无取乎隔二隔三,此仲景所以为可贵也。(《本经疏证》)

(11)辛,温,升浮。入心包、肝,为胆之引经,乃血中气药。升阳开郁,润肝燥,补肝虚,上行头目,下行血海,和血行气,搜风散瘀,调经疗疮,治一切风木为病。(《本草分经》)

(12)主除脑中冷动,面上游风去来,目泪出,多涕唾,忽忽如醉,诸寒冷气,心腹坚痛,中恶,卒急肿痛,胁风痛,温中内寒。(《名医别录》)

(13)治腰脚软弱,半身不遂,主胞衣不出,治腹内冷痛。(《药性论》)

(14)治一切风,一切气,一切劳损,一切血,补五劳,壮筋骨,调众脉,破症结宿血,养新血,长肉,鼻洪,吐血及溺血,痔瘘,脑痈发背,瘰疬瘿赘,疮疥,及排脓消瘀血。(《日华子本草》)

(15)气温,味辛,补血,治血虚头痛之圣药也。(《医学启源》)

(16)性温,味辛苦,气厚味薄,浮而升,阳也。其用有四:少阳引经一也;诸头痛二也;助清之气阳三也;去湿气在头四也。(《主治秘要》)

(17)李杲:头痛须用川芎,如不愈,加各引经药。太阳羌活,阳明白芷,少阳柴胡、太阴苍术,厥阴吴茱萸,少阴细辛。

(18)芎䓖,得细辛疗金疮止痛,得牡蛎疗头风吐逆。(《药对》)

(19)古方单用芎䓖含咀,以主口齿疾,近世,或蜜和作指大丸,欲寝服之,治风痰殊佳。(《本草图经》)

(20)芎䓖,此药今人所用最多,头面风不可阙也,然须以他药佐之。(《本草衍义》)

(21)苍术、抚芎,总解诸郁,随证加入诸药,凡郁皆在中焦,以苍术、抚芎开提其气以升之。假如食在气上,提其气则食自降矣,余皆仿此。(《丹溪心法·六郁五十二》)

(22)芎劳,上行头目,下调经水,中开郁结,血中气药也。尝为当归所使,非第治血有功,而治气亦神验也。凡散寒湿、去风气、明目疾、解头风、除胁痛、养胎前、益产后,又癥瘕结聚、血闭不行、痛痒疮疡、痛疽寒热、脚弱痿痹、肿痛却步,并能治之。味辛性阳,气善走窜而无阴凝粘滞之态,虽入血分,又能去一切风,调一切气……同苏叶,可以散风寒于表分,同芪、术,可以温中气而通行肝脾,同归、芍,可以生血脉而贯通营阴,若产科、眼科、疮肿科,此为要药。(《本草汇言》)

(23)芎劳有纹如雀脑,质虽坚实,而性最疏通,味薄气雄,功用专在气分,上升头顶,旁达肌肤,一往直前,走而不守。(《本草正义》)

4.茯苓

茯苓性味甘淡平,入心、脾和肾经。具有利水、渗湿、健脾、安神之功。

《神农本草经》云其能疗"忧恐惊悸",《名医别录》云其具有"益气力,保神守中"之功。

唐代甄权《药性论》云其功能"开胃,止呕逆,善安心神"。

另外,虚火炼津为痰,痰气阻于中焦,导致胆气不舒也是造成烦而失眠的原因之一。茯苓为除湿圣药,可使痰化而神安,则虚烦可自除。

各家论述:

(1)味甘,平。主胸胁逆气,忧患,惊邪,恐悸,心下结痛,寒热,烦满,咳逆,口焦舌干,利小便。久服安魂魄养神,不饥延年。(《神农本草经》)

(2)味甘而淡,降也,阳中阴也。其用有六:利窍而除湿,益气而和中,治惊悸,生津液小便多者能止,大便结而能通。(《药性赋》)

(3)茯苓,本草又言利小便,伐肾邪。至李东垣、王海藏乃言小便多者能止,涩者能通,同朱砂能秘真元,而朱丹溪又言阴虚者不宜用。义似相反,何哉?茯苓气味淡而渗,其性上行,生津液,开腠理,滋水之源而下降,利小便。故张洁古谓其属阳,浮而升,言其性也;东垣谓其为阳中之阴,降而下,言其功也。《素问》云:饮食入胃,游溢精气,上输于肺,通调水道,下输膀胱。观此,则知淡渗之药,俱皆上行而后下降,非直下行也。小便多,其源亦异。《素问》云:肺气盛则便数而欠;虚则欠咳,小便遗数。心虚则少气遗溺。下焦虚则遗溺。膀胱不利为癃,不约为遗。厥阴病则遗溺,闭癃。所谓肺气盛者,实热也,其人必气壮脉强,宜用茯苓甘淡以渗其热,故曰:小便多者能止也。若夫肺虚、心虚、胞热、厥阴病者,皆虚热也,其人必上热下寒,脉虚而弱,法当用升阳之药,以升水降火。膀胱不约、下焦虚者,乃火投于水,水泉不藏,脱阳之证,其人必肢冷脉迟,法当用温热之药,峻补其下,交济坎离。二证皆非茯苓辈淡渗之药所可治。故曰:阴虚者不宜用也。仙家虽有服食之法,亦当因人而用焉。

其赤者,泻心、小肠、膀胱湿热,利窍行水。(《本草纲目》)

(4)茯苓得松之余气而成,甘淡性平,能守五脏真气。其性先升后降,入手足太阴、少阴,足太阳、阳明。开胃化痰,利水定悸,止呕逆泄泻,除湿气,散虚热。《本经》治胸胁逆气,以其降泄也;忧恚惊悸,心下结痛,以其上通心气也;寒热烦满,咳逆,口焦舌干,利小便,以其导热,滋干流通津液也。《本草》言其利小便,伐胃邪。东垣云:小便多者能止,涩者能通;又大便泻者可止,大便约者可通。丹溪言阴虚者不宜用,义似相反者,何哉?盖茯苓淡渗,上行生津液,开腠理,滋水之源,而下降利小便。洁古谓其属阳,浮而升,言其性也;东垣言其阳中之阴,降而下,言其功也。《经》言饮食于胃,游溢精气,上输于脾,脾气散精,上归于肺,通调不道,下输膀胱。则知淡渗之性,必先上升而后下降,膀胱气化,而小便利矣。若肺气盛,则上盛下虚,上盛则烦满喘乏,下虚则痿躄软弱,而小便频。茯苓先升后降,引热下渗,故小便多者能止也。大便泻者,胃气不和,不能分利水谷,偏渗大肠而泄注也。茯苓分利阴阳,则泻自止矣。大便约者,以膀胱之水不行,膀胱硬满,上撑大肠,故大便不能下通也。宜茯苓先利小便,则大便随出也。至若肺虚则遗溺,心虚则少气遗溺,下焦虚则遗溺,胞遗热于膀胱则遗溺,膀胱不约为遗溺,厥阴病则遗溺,皆虚热也。必上热下寒,当用升阳之药,非茯苓辈淡渗所宜,故阴虚不宜用也。此物有行水之功,久服损人,八味丸用之,不过接引他药归就肾经,去胞中久陈积垢,为搬运之功耳。是以阴虚精滑而不觉,及小便不禁者,皆不可服,以其走津也。其赤者入丙丁,但主导赤而已。其皮治水肿,肤肿,通水道,开腠理,胜于大腹皮之耗气也。(《本经逢原》)

(5)茯苓,本松木之精华,借土气以结成,故气味甘平,有土位中央而枢机旋转之功。禀木气而枢转,则胸胁之逆气可治也。禀土气而安五脏,则忧恚惊恐悸之邪可平也。里气不和,则心下结痛。表气不和,则为寒为热。气郁于上,上而不下,则烦满咳逆,口焦舌干。气逆于下,交通不表,则小便不利。茯苓位于中土,灵气上荟,主内外旋转,上下交通,故皆治之。久服安肝藏之魂,以养心藏之神。木生火也,不饥延年,土气盛也。(《本草崇原》)

(6)茯苓(专入脾、胃,兼入肺、肝)。色白入肺,味甘入脾,味淡渗湿。故书皆载上渗脾肺之湿,下伐肝肾之邪。其气先升(清肺化源)后降(下降利水)。凡人病因水湿而见气逆烦满,心下结痛,呃逆呕吐,口苦舌干,水肿淋结,忧恚惊恐,及小便或涩或多者(诸病皆从水湿所生而言)。服此皆能有效(故治亦从水湿生义)。故入四君,则佐参、术以渗脾家之湿,入六味,则使泽泻以行肾邪之余,最为利水除湿要药。书曰健脾,即水去而脾自健之谓也。又曰定魄(肺藏魄),即水去而魄自安之意也。且水既去,则小便自开,安有癃闭之虑乎?水去则内湿已消,安有小便多见之谓乎!故水去则胸膈自宽,而结痛烦满不作,水去则津液自生,而口苦舌干悉去(故效亦从水湿既去而见)。(渗脾肺湿,伐肝胃水邪。)惟水衰精滑,小便不禁,非由水湿致者切忌,恐其走表泄气故耳。(《本草求真》)

(7)茯苓气平,禀天秋降之金气,入手太阴肺经;味甘无毒,得地中正之土味,入足太阴脾经。气平味和,降中有升,阴也。胸者肺之分,胁者肝之分,肝主升而肺主降,肺金不足,则气不降,肝木有余,则气上逆,逆于肝肺之分,故在胸胁间也。茯苓入肺,气平则降,味甘可以缓肝,所以主之。脾为土,肺为金,脾肺上下相交,则五脏皆和,位一身之天地矣。若脾肺失中和之德,则忧恚惊邪恐悸,七情乖戾天胸,发不中节而致病,茯苓味甘和脾,气平和肺,脾肺和平,七情调矣。心下脾之分也,湿热在脾则结痛,湿热不除,则流入太阳,而发寒热,郁于太阳而烦满,湿乘肺金而咳逆,茯苓甘平淡渗,所以能燥土伐木清金,治以上诸证也。人身水道不通,则火无制而口焦舌干矣。茯苓入肺以通水道,下输膀胱,则火有去路,故止口焦舌干。水道通,所以又利小便也。肝者,魂之居也,而随魂往来者神也。久服茯苓,则肺清肃,故肝木和平,而魂神安养也。(《本草经解》)

(8)茯苓气味俱淡,性平。善理脾胃,因脾胃属土,土之味原淡(土味淡之理,徐灵胎曾详论之),是以《内经》谓淡气归胃,而《慎柔五书》上述《内经》之旨,亦谓味淡能养脾阴。盖其性能化胃中痰饮为水液,引之输于脾而达于肺,复下循三焦水道以归膀胱,为渗湿利痰之主药。然其性纯良,泻中有补,虽为渗利之品,实能培土生金,有益于脾胃及肺。且以其得松根有余之气,伏藏地中不外透生苗,故又善敛心气之浮越以安魂定魄,兼能泻心下之水饮以除惊悸,又为心经要药。且其伏藏之性,又能敛抑外越之水气转而下注,不使作汗透出,兼为止汗之要药也。其抱根而生者为茯神,养心之力,较胜于茯苓……茯苓若入煎剂,其切作块者,终日煎之不透,必须切薄片,或捣为末,方能煎透。(《医学衷中参西录》)

(9)茯苓一味为治痰主药。痰之本,水也,茯苓可以利水;痰之动,湿也,茯苓又可行湿。以为其化痰之功实与利水渗湿攸关,不无道理。然则利水渗湿之品,并非均能化痰,则茯苓之用,亦有所特殊者。(《世补斋医书》)

(10)陶弘景:茯苓,白色者补,赤色者利。

(11)茯神,此物行水之功多,益心脾不可阙也。(《本草衍义》)

(12)茯苓,淡能利窍,甘以助阳,除湿之圣药也。味甘平补阳,益脾逐水,生津导气。(《用药心法》)

(13)茯苓,伐肾邪,小便多能止之,小便涩能利之,与车前子相似,虽利小便而不走气。酒浸,与光明朱砂同用,能秘真。(《汤液本草》)

(14)茯苓,仲景利小便多用之,此治暴新病之要药也,若阴虚者,恐未为相宜。(《本草衍义补遗》)

(15)茯苓生于古松之下,感土木之气而成质,故其味甘平,性则无毒。入手足少阴,手太阳,足太阴、阳明经,阳中之阴也。胸胁逆气,邪在手少阴也。忧恚惊邪,皆心气不足也。恐悸者,肾志不足也,心下结痛,寒热烦满,咳逆,口焦舌干,亦手少阴受邪也。甘能补中,淡而利窍,补中则心脾实,利窍则邪热解,心脾实则忧恚惊邪自止,邪热解则心下结痛,寒热烦满,咳逆,口焦舌干自除,中焦受湿热,则口发渴,湿在脾,脾气弱则好睡,大腹者,脾土虚不能利水,故腹胀大也。淋沥者,脾受湿邪,则水道不利也。膈中痰水,水肿,皆缘脾虚所致。中焦者,脾土之所治也,中焦不治,故见斯病。利水实脾,则其证自退矣。开胸腑,调脏气,伐肾邪者,何莫非利水除湿,解热散结之功也……白者入气分,赤者入血分,补心益脾,白优于赤;通利小肠,专除

湿热,赤亦胜白。(《本草经疏》)

(16)茯苓味甘谈,气平。性降而渗,阳中阴也。有赤白之分,虽《本草》言赤泻丙丁,白入壬癸,然总不失为泄物,故能利窍去湿。利窍则开心益智,导浊生津;去湿则逐水燥脾,补中健胃;祛惊痫,厚肠脏,治痰之本,助药之降。以其味有微甘,故曰补阳。但补少利多,故多服最能损目,久弱极不相宜。若以人乳拌晒,乳粉既多,补阴亦妙。(《本草正》)

(17)白茯苓……假松之真液而生,受松之灵气而结,禀坤阴最厚,味独甘淡,甘则能补,淡则能渗,甘淡属土,用补脾阴,土旺生金,兼益肺气。主治脾胃不和,泄泻腹胀,胸胁逆气,忧思烦满,胎气少安,魂魄惊跳,膈间痰气。盖甘补则脾脏受益,中气既和,则津液自生,口焦舌干烦渴亦解。又治下部湿热,淋沥水肿。便溺黄赤,腰脐不利,停蓄邪水。盖淡渗则膀胱得养,肾气既旺,则腰脐间血自利,津道流行,益肺于上源,补脾于中部,令脾肺之气从上顺下,通调水道,以输膀胱,故小便多而能止,涩而能利。(《药品化义》)

(18)夫气以润而行,水以气而运,水停即气阻,气阻则水淤。茯苓者,纯以气为用,故其治咸以水为事,观于仲景书,其显然可识者,如随气之阻而宣水(茯苓甘草汤);随水之淤而化气(五苓散);气以水而逆,则冠以导水而下气随之(茯苓桂枝甘草大枣汤、茯苓桂枝白术甘草汤);水以气而涌,则首以下气而导水为佐(桂枝五味甘草及诸加减汤);水与气并壅于上,则从旁泄而虑伤无过(茯苓杏仁甘草汤、茯苓戎盐汤、茯苓泽泻汤);气与水偕溢于外,则从内挽而防脱其阳(防己茯苓汤);气外耗则水内迫,故为君于启阳之剂(茯苓四逆汤);气下阻则水中停,故见功于妊娠之痼(桂枝茯苓丸、葵子茯苓散)。凡此皆起阴以从阳,布阳以化阴,使清者条畅,浊者自然退听,或从下行,或从外达,是用茯苓之旨,在补不在泄,茯苓之用,在泄不在补矣。(《本经疏证》)

(19)茯苓,味甘,平。主胸胁逆气,忧恚惊邪,恐悸,心下结痛,寒热烦满,咳逆,口焦舌干,利小便。(《神农本草经》)

(20)止消渴,好唾,大腹,淋沥,膈中痰水,水肿淋结。开胸腑,调脏气,伐肾邪,长阴,益气力,保神守中。(《名医别录》)

(21)开胃,止呕逆,善安心神。主肺痿痰壅。治小儿惊痫,心腹胀满,妇

人热淋。(《药性论》)

（22）补五劳七伤，安胎，暖腰膝，开心益智，止健忘。(《日华子本草》)

（23）渗水缓脾。(《伤寒明理论》)

（24）气平，味甘，止消渴，利小便除湿益燥，利腰脐间血，和中益气为主。治小便不通，溺黄或赤而不利……《主治秘诀》云，性温，味淡，气味俱薄，浮而升，阳也。其用有五：止泻一也；利小便二也；开腠理三也；除虚热四也；生津液五也。(《医学启源》)

（25）王好古：泻膀胱，益脾胃。治肾积奔豚。

（26）主治悸及肉眴筋惕，旁治小便不利、头眩、烦躁。(《药征》)

5．甘草

甘草性味甘、平。入脾、胃和肺经。其功可和中缓急、调和诸药。

《名医别录》曰其："无毒。主温中，下气，烦满，短气，伤脏，咳嗽，止渴，通经脉，利血气，解百药毒，为九土之精，安和七十二种石，一千二百种草。"

《日华子本草》云其可"安魂、定魄，补五劳七伤，一切虚损。惊悸、烦闷、健忘，通九窍，利百脉，益精养气，壮筋骨，解冷热"。《珍珠囊补遗药性赋》云其能"辛补血养胃"。

《金匮要略》中用于治疗水肿的麻黄甘草汤、麻黄附子汤中均有甘草，这是因为湿之邪损伤少阴心气，而甘草可以补心虚安心神，所以重用甘草配以麻黄、附子，如果弃甘草不用，则实难取效。

方中甘草一药三功，一可补益中气，配合茯苓可健运脾气，以助气血之化源；再则与酸枣仁相伍，以酸甘化阴，补养肝阴；三则取其甘缓之性，以制约辛燥之川芎，防其疏泄太过。

各家论述：

（1）主五脏六腑寒热邪气，坚筋骨，长肌肉，倍力，金疮尰，解毒。(《神农本草经》)

（2）味甘，平，无毒。生之则寒，炙之则温。生则分身梢而泻火，炙则健脾胃而和中。解百毒而有效，协诸药而无争，以其甘能缓急，故有国老之称。(《药性赋》)

（3）李杲：甘草气薄味厚，可升可降，阴中阳也，阳不足者补之以甘，甘温能除大热,故生用则气平,补脾胃不足,而大泻心火;炙之则气温,补三焦元气,而散表寒,除邪热,去咽痛,缓正气,养阴血。凡心火乘脾,腹中急痛,腹皮急缩者,宜倍用之。其性能缓急,而又协和诸药,使之不争,故热药得之缓其热,寒药得之缓其寒,寒热相杂者,用之得其平。

(4)甘草,和中益气,补虚解毒之药也。健脾胃,固中气之虚羸;协阴阳,和不调之营卫。故治劳损内伤,脾虚气弱,元阳不足,肺气衰虚。其甘温平补,效与参、芪并也。又如咽喉肿痛,佐枳、桔、鼠粘,可以清肺开咽;痰涎咳嗽,共苏子、二陈,可以消痰顺气;佐黄芪、防风,能运毒走表,为痘疹气血两虚者,首尾必资之剂。得黄芩、白芍药,止下痢腹痛;得金银花、紫花地丁,消一切疔毒;得川黄连,解胎毒于有生之初;得连翘,散悬痈于垂成之际。凡用纯热纯寒之药,必用甘草以缓其势……寒热相杂之药,必用甘草以和其性……高元鼎先生曰:实满忌甘草固矣,若中虚五阳不布,以致气逆不下,滞而为满,服甘草七剂即通。(《本草汇言》)

(5)甘草,甘平之品,合土之德,故独入脾胃。盖土位居中,而能兼乎五行,是以可上可下,可内可外,有和有缓,有补有泻,而李时珍以为通入十二经者,非也。稼穑作甘土之正味,故甘草为中宫补剂。《别录》云:下气治满。甄权云:除腹胀满。盖脾得补则善于健运也。若脾土太过者,误服则转加胀满,故曰脾病。人毋多食甘,甘能满中,此为土实者言也。世俗不辨虚实,每见胀满,便禁甘草,何不思之甚耶?(《本草通玄》)

(6)甘草大甘,其功止有补土,《本经》所叙皆是也。又甘能缓急,故麻黄之开泄,必得甘草以监之;附子之燥烈,必得甘草以制之。走窜者得之而少敛其锋,攻下者得之而不伤于峻,皆缓之作用也。然若病势已亟,利在猛进直追,如承气急下之剂,则又不可加入甘草,以缚贲育之手足,而驱之战阵,庶乎奏功迅捷,覆杯得效。

中满者忌甘,呕家忌甘,酒家亦忌甘,此诸证之不宜甘草,夫人而知之矣。然外感未清,以及湿热痰饮诸证,皆不能进甘腻,误得甘草,便为满闷,甚且入咽即呕,惟其浊腻太甚故耳……又按甘草治疮疡,王海藏始有此说……李氏《纲目》亦曰甘草头主痈肿,张路玉等诸家,亦言甘草节治痈疽肿毒。然痈疡之发,多由于湿热内炽,即阴寒之证,亦必寒湿凝滞为患,甘草甘腻,皆在所忌。若泥古而投之,多致中满不食,则又未见其利,先见其害。
(《本□正义》)

(7)成无己云:甘草甘平以除热。又去脾欲缓,急食甘以缓之,用甘补之人参、白术之甘,以缓脾气,调中。(《本草发挥》)

(8)附子理中用甘草,恐其僭上也;调胃承气用甘草,恐其速下也。二药用之非和也,皆缓也。小柴胡有柴胡、黄芩之寒,人参、半夏之温,其中用甘草者,则有调和之意。中不满而用甘为之补,中满者用甘为之泄,此升降浮沉也。风髓丹之甘,缓肾湿而生元气,亦甘补之意也。《经》云,以甘补之,以甘泻之,以甘缓之……所以能安和草石而解诸毒也。于此可见调和之意。夫五味之用,苦直行而泄,辛横行而散,酸束而收敛,咸止而软坚,甘上行而发。如何《本草》言下气?盖甘之味有升降浮沉,可上可下,可内可外,有和有缓,有补有泄,居中之道尽矣。(《汤液本草》)

(9)甘草味甘,大缓诸火,黄中通理厚德,载物之君子也。下焦药少用,恐大缓不能直达。(《本草衍义补遗》)

(10)甘草,生用凉而泻火,主散表邪,消痈肿,利咽痛,解百药毒,除胃积热,去尿管痛,此甘凉除热之力也。炙用温而补中,主脾虚滑泻,胃虚口渴,寒热咳嗽,气短困倦,劳役虚损,此甘温助脾之功也。但味厚而太甜,补药中不宜多用,恐恋膈不思食也。(《药品化义》)

(11)甘草,胡洽治痰癖,十枣汤加甘草;东垣治结核,与海藻同用;丹溪治瘰疬,莲心饮与芫花同行……仲景有甘草汤、甘草芍药汤、甘草茯苓汤、炙甘草汤,以及桂枝、麻黄、葛根、青龙、理中、四逆、调胃、建中、柴胡、白虎等汤,无不重用甘草,赞助成功。即如后入益气、补中、泻火、解毒诸剂,皆倚甘草为君,必须重用,方能建效,此古法也。奈何时师每用甘草不过二三分而止,不知始自何人,相习成风,牢不可破,殊属可笑。附记于此,以正其失。
(《本草备要》)

(12)《伤寒论》《金匮要略》两书中,凡为方二百五十,用甘草者,至百二十方。非甘草之主病多,乃诸方必合甘草,始能曲当病情也。凡药之散者,外而不内(如麻黄、桂枝、青龙、柴胡、葛根等汤);攻者,下而不上(如调胃承气、桃仁承气、大黄甘草等汤);温者,燥而不濡(四逆、吴茱萸等汤);清者,冽而不和(白虎、竹叶石膏等汤);杂者,众而不群(诸泻心汤、乌梅丸等);毒者,暴而无制(乌梅汤、大黄䗪虫丸等)。若无甘草调剂其间,遂其往而不返,以为行险侥幸之计,不异于破釜沉舟,可胜而不可不胜,讵诚决胜之道耶?……金创之为病,既伤,则患其血出不止,既合,则患其肿壅为脓。今曰金创肿,则金创之肿而未脓,且非不合者也。《千金方》治金创多系血出不止,箭镞不出,故所用多雄黄、石灰、草灰等物,不重甘草。惟《金匮要略》王不留行散,王不留行、蒴藋细叶、桑东南根,皆用十分,甘草独用十八分,余皆更少,则其取意,正与《本经》吻合矣。甘草所以宜于金创者,盖暴病则心火急疾赴之,当其未合,则迫血妄行。及其既合,则壅结无所泄,于是自肿而脓,自脓而溃,不异于痈疽,其火势郁结,反有甚于痈疽者。故方中虽已有桑皮之续绝合创,王不留行之贯通血络者,率他药以行经脉、贯营卫,又必君之以甘草之甘缓解毒,泻火和中。浅视之,则曰:急者制之以缓。其实泄火之功,为不少矣……甘草之用生、用炙,确有不同……大率除邪气、治金创、解毒,皆宜生用。缓中补虚、止渴,宜炙用,消息意会之可矣。(《本经疏证》)

第三章 源流与方论

第一节 酸枣仁汤源流

酸枣仁汤出自东汉名医张仲景《金匮要略·血痹虚劳病脉证并治》，原文第 17 条云："虚劳虚烦不得眠，酸枣仁汤主之。"该方由酸枣仁（二升）、甘草（一两）、知母（二两）、茯苓（二两）、川芎（二两），以水八升，煮酸枣仁得六升，纳诸药，煮取三升，分温三服，主治因肝血不足，虚热内扰所致的虚烦不寐证。《三因极一病证方论》指出"虚烦"表现："外热曰燥，内热曰烦……其证内烦，身不觉热，头目昏疼，口干咽燥，不渴，清清不寐，皆虚烦也。"《叶氏医学统旨》云："虚烦者，心中扰乱，郁郁而不宁也。良由津液去多，五内枯燥，或荣血不足，阳胜阴微。"酸枣仁汤所治便是"荣血不足，阳胜阴微"之虚烦失眠。《张氏医通》云："虚烦者，肝虚而火气乘之也。故特取枣仁以安肝胆为主，略加芎䓖，调血以养肝；茯苓、甘草，培土以荣木；知母，降火以除烦，此平调土木之剂也。"《成方便读》认为酸枣仁汤的病机为君火先动而相火随之，故虽为"虚劳"，不可拘泥于"补"："夫肝藏魂，有相火内寄。烦自心生，心火动则相火随之，于是内火扰乱，则魂无所归。故凡有夜卧魂梦不安之证，无不皆以治肝为主。欲藏其魂，则必先去其邪。方中以知母之清相火，茯苓之渗湿邪，川芎独入肝家，行气走血，流而不滞，带引知、茯，搜剔而无余。然后枣仁可敛其耗散之魂，甘草以缓其急悍之性也。虽曰虚劳，观其治法，较之一于呆补者不同也。"清代王子接《绛雪园古方选注》认为酸枣仁汤通过"补母泻子"以清心火，使神能归心而寐："虚烦、胃不和、胆液不足，三者之不寐,是皆虚阳混扰中宫,心火炎而神不定也。故用补母泻子之法,以调平之。川芎补胆之用,甘草缓胆之体,补心之母气也;知母清胃热,茯苓泄胃阳,泻心之子气也。独用枣仁至二升者,取酸以入心,大遂其欲而收其缓,则神自凝而寐矣。"

第二节　现代医家方论

王　付

方中酸枣仁补血益肝,养血安神舍魂;茯苓健脾益气舍魂,宁心安神。川芎行血和血而和神;知母清热除烦,滋阴而退热;甘草益气和中。此方功能补肝益血,清热定魂。适用于肝阴血虚证。在临床应用时,以下诸项中,病变证机是辨证的基本要素,前3项中只要具备2项,即可得出正确诊断,其他可能出现的症状,可作为辨证的参考,以此可辨为酸枣仁汤方证:①基本症状,以失眠多梦为基本要点。②临床特征,以心烦急躁,或健忘多梦为审证要点。③检查体征,以舌质偏红,苔薄,脉弱或略数为辨别要点。④病变证机,肝阴血虚弱,肝魂、心神不得舍藏而躁动。⑤其他表现,因个体差异可能出现以下1个或几个症状:头晕目眩,或两目干涩;睡眠不熟,或稍眠即梦;指甲失泽,或手足烦热,或耳鸣。

王雪华

酸枣仁汤制方依据为"补用酸,助用焦苦,益用甘味之药调之",肝阴虚,肝体虚,所以,酸枣仁直接补其本味,入肝;"助用焦苦",就是炒知母,清心火,取其滋阴清火,清热除烦之效;"益用甘味之药调之",就是茯苓,也可以用茯神,临证可配伍珍珠母、生龙骨、生牡蛎,甚至石决明、钩藤等。又肝喜条达而恶抑郁,所以,酸枣仁汤里面,体、用兼顾,就是川芎,血中之气药,用川芎来理其肝用,使肝气条达。

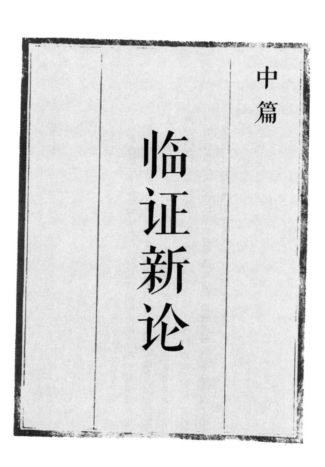

中篇

临证新论

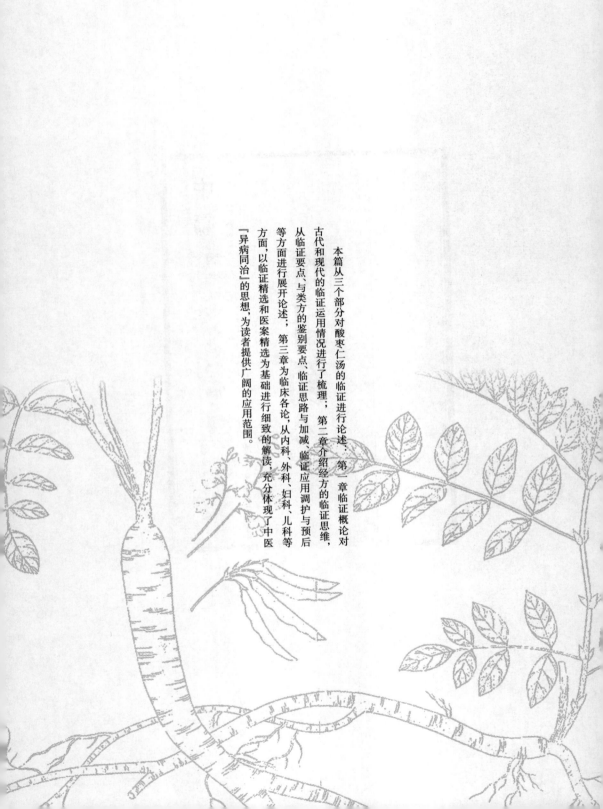

本篇从三个部分对酸枣仁汤的临证进行论述：第一章临证概论对古代和现代的临证运用情况进行了梳理；第二章介绍经方的临证思维，从临证要点、与类方的鉴别要点、临证思路与加减、临证应用调护与预后等方面进行展开论述；第三章为临床各论，从内科、外科、妇科、儿科等方面，以临证精选和医案精选为基础进行细致的解读，充分体现了中医『异病同治』的思想，为读者提供广阔的应用范围。

第一章 酸枣仁汤临证概论

第一节 古代临证回顾

酸枣仁汤作为一个治疗不寐的经典名方,历代医家对本方的应用与发挥早已精彩纷呈。

一、原方出处

酸枣仁汤出自《金匮要略》,主治虚劳虚烦不得眠,方用:酸枣仁(二升),甘草(一两),茯苓、知母、川芎(各二两)。具体煎服方法是:以水八升,煮酸枣仁得六升,纳诸药,煮取三升,分温三服。

二、其他著作中的记载

(1)《备急千金要方》卷十二胆腑方的"胆虚实第二"中有酸枣汤,主治虚劳烦扰,奔气在胸中,不得眠。方用:酸枣仁(三升),人参、桂心、生姜(各二两),石膏(四两),茯苓、知母(各三两),甘草(一两半)。具体煎服方法是:以水一斗先煮酸枣仁取七升,去滓,下药,煮取三升,分三服。

(2)《千金翼方》卷第十八杂病上的"压热第六"中有大酸枣汤,主治虚劳烦悸,奔气在胸中,不得眠。方用:酸枣仁(五升),人参、茯苓、生姜、川芎、桂心(各二两),炙甘草(一两半)。具体煎服方法是:以水一斗二升,煮枣仁取七升,去滓,纳诸药,煮取三升,分三服。

(3)在《外台秘要》卷第二"伤寒不得眠方四首"中有深师酸枣汤,主治伤寒及吐下后,心烦乏气,昼夜不眠。方用:酸枣仁(四升),麦冬(一升去心),甘草(二两,炙),知母(二两),茯苓(二两),川芎(二两),干姜(三两)。具体煎服方法是:以水一斗六升,煮酸枣仁取一斗,去枣纳药,煮取三升,去滓,分温三服。忌海藻、菘菜、大醋。

(4)《太平圣惠方》卷第二十七"治虚劳心热不得睡诸方"中有黄芩散,主治虚劳烦热,不得睡卧。方用:黄芩(三分),知母(一两),羚羊角屑(一两),甘草(半两,炙微赤,锉),白茯苓(一两),酸枣仁(一两)。具体煎服方法是:诸药捣粗罗为散,每服四钱。以水一中盏,入枣三枚,煎至六分,去滓,不计时候温服。

综上所述,历代医家在酸枣仁汤的基础上进行加减,在《千金翼方》中减知母,加人参、生姜、桂心,主治多了心悸和奔气在胸中;《千金要方》减川芎,加石膏、人参、生姜、桂心;《外台秘要》加麦冬、干姜;《太平圣惠方》减川芎,加羚羊角、黄芩,突出清热之力。

第二节 现代临证概述

一、单方妙用

医案精选

◎案

某,女,18岁。1995年4月13日初诊。平素心血不足,常头晕,目昏,易怔忡、心悸,入寐迟,多梦魇。病起于去年中考失利后,自感升学无望,前途悲惨,少眠,无心进食,饮食若废。近5日,虚烦躁急,彻夜难眠。肤瘦,肤色皑白而隐现枯黄,乏泽,舌质淡红,略干,口苦,唇淡白,目光乏神而满含悲郁,语声低微,语出迟缓,脉沉细无力。诊断为抑郁性神经症,证属心血虚;予酸枣仁汤加减。

处方:酸枣仁 60g,甘草 9g,知母 12g,茯苓 15g,川芎 9g。

首煎加水 1 100ml,煎约 400ml,第二、第三煎均加水 900ml,煎约 350ml,每日 3 次,分别于早饭前,午、晚饭后服用(服法下同)。服 10 剂,虚烦、躁急、难眠等症状消失。

二、多方合用

本方在临床中应用广泛,常与其他经方、后世方合方应用。与经方合方举如下:

酸枣仁汤合甘麦大枣汤治疗脑卒中后遗症、甲状腺功能亢进症、精神失常症、心血管神经症、亚健康失眠;合黄连阿胶汤治疗抑郁症、恐惧症、眩晕、慢性疲劳综合征;合交泰丸治疗老年失眠症;合天麻钩藤饮治疗高血压并失眠;合炙甘草汤、桂枝甘草龙骨牡蛎汤治疗室性期前收缩;合柴芩温胆汤治疗梦游症;合芍药甘草汤治疗血虚型痤疮;合导赤散治疗性病恐惧症;合左归丸治疗围绝经期综合征等。

医案精选

◎案

李某,女,43 岁。1992 年 9 月 28 日初诊。患者半年前因工作调动,精神抑郁,情绪不宁,经中西医治疗未愈。1 周前复因精神刺激而病情加重。刻诊:神情抑郁忧虑,面容憔悴,易怒善哭,多善疑虑,两胁胀痛,少寐多梦,苔薄,舌质红,脉细弦无力。心肺检查正常,脑血流图未见异常。此属中医郁证,乃久郁化火伤阴,心肝失养,肾水不济而致。治拟滋阴清火,养血柔肝,佐以疏利气机。

处方:炒知母、当归、朱茯神各 10g,酸枣仁 12g,炙甘草 3g,川芎 6g,黄芩 6g,黄连 3g,白芍 10g,柴胡 4g,制香附、郁金、阿胶(烊化)各 10g,鸡子黄 1 个,7 剂。

二诊:药后情绪较舒展,诸症均减轻,但夜卧易醒,遇有重音忧心胆怯,食欲不振,原方加煅龙骨、煅牡蛎各 12g,浮小麦、焦山楂、焦神曲各 10g,14 剂。

三诊:14 剂服后,神情自如,睡眠正常。药证相合,以巩固疗效,续服 7 剂。随访半年未见复发。

按 郁证虽多,皆因气不周流,法当以顺气为先,然气郁日久,持续不愈的郁证病患者,往往化火伤阴耗血。故本案方中以滋阴养血安神的酸枣仁、茯苓、甘草、阿胶、芍药、鸡子黄,配以清热除烦的黄连、黄芩、知母为主,再佐以疏肝解郁的柴胡、香附、郁金、川芎而获良效。

◎案

肖某,女,2007 年 12 月 5 日初诊。由其丈夫及亲属陪同,就诊时,患者默坐,一言不发,面色青白,头发散乱。其丈夫代诉患者近 1 个月来,每夜 2 点,必起床无声地行走,时间约 1 小时,当问及发病原因时,其家属补充道,患者丈夫从事屠夫工作,凌晨起床多在两三点,影响了患者睡眠,患者要求分床而睡,遭到患者丈夫拒绝,并因此吵架,从此患者出现失眠,后逐渐发展到夜间行走,白天也不同于常人,常常发呆,无法干一些正常的家务劳动,故由家属带来就诊。刻诊:表情淡漠,纳差,大便少,小便尚可。舌质淡,苔白腻,脉细弦。四诊合参,诊断该患者应为肝郁犯脾,痰湿中阻,并肝血不足,肝魂不安本位,出现睡行症。治疗当疏肝解郁,化湿去痰健脾,兼补肝血安魂。方予柴芩温胆汤合酸枣仁汤。

处方:柴胡 10g,黄芩 10g,法半夏 10g,太子参 15g,合欢皮 10g,远志 10g,茯苓 10g,石菖蒲 15g,竹茹 10g,枳实 10g,青皮 5g,陈皮 5g,酸枣仁 25g,生龙骨 30g,生牡蛎 30g,川芎 5g,炙甘草 5g。5 剂,水煎服,每日 1 剂。

嘱其丈夫亲自煎药,送服患者。二诊时,患者丈夫叙述病情,患者已不走出门外,游走时间较前缩短,纳食稍增。舌苔见退,脉细弦。效不更方,继服 7 剂。三诊时,患者丈夫告知病情,患者已不游走,睡眠能够安睡。询问病情,已能简单对答。后加调补气血之品,调理月余,患者痊愈。后随访,无复发。

按 梦游症现代医学又称睡行症,古代医案少有记载,清代徐大椿称其为游魂证,对其发病原因略而不详,治疗只有大法,没有方药,在临床中运用柴芩温胆汤合酸枣仁汤治愈该患者,主要考虑到患者有明显的情致致病因素,而"肝主怒"为七情之首,因此合用二方,从肝论治,取得了较好的临床疗效。

◎案

黎某,女,67 岁。2004 年 9 月 20 日初诊。患者患高血压病 8 年,神经衰弱 13 余年。曾服硝苯地平(心痛定)、尼群地平等药,血压一度控制,自行停药,未监测血压。2 个月前头昏头痛加重,测血压(BP) 150/100mmHg(1mmHg = 0.133kPa),服硝苯地平缓释片,血压有所控制,但头昏沉、失眠多梦,需服安定,夜间才能入睡,故前来诊治。刻诊:失眠多梦,心烦急躁,心悸健忘,头晕目眩,面红目赤,疲倦乏力,手足心热,大便干结。舌红、苔黄、脉弦细。证属肝肾阴虚,肝阳上亢。治以补益肝肾,养血安神。方予酸枣仁汤合天麻钩藤饮加减。

处方:酸枣仁 20g,茯神、生石决明(先煎)、川芎、杜仲、桑寄生、益母草各 10g,知母、黄芩、钩藤(后下)、怀牛膝、栀子各 12g,天麻、生龙骨(先煎)、生牡蛎(先煎)各 15g,生甘草 3g。每日 1 剂,水煎 2 次,分 3 次服。

守方加减服 40 余剂,夜间能入睡 6 小时左右。随访 1 年,血压控制在理想范围,睡眠质量尚好。

按 本患者高血压合并失眠,症见多梦、心悸健忘、头晕目眩、面红目赤,系肝肾阴虚,肝阳上亢;舌红、苔黄,脉弦细,为阴虚内热之征象。故选用酸枣仁汤合天麻钩藤饮加减。方中酸枣仁养心益肝,安神定志;茯神助酸枣仁安神;黄芩、知母、栀子清热除烦,以折亢阳;生龙骨、生牡蛎、生石决明潜阳安神;川芎调肝血、疏肝气;天麻、钩藤平肝息风;怀牛膝、杜仲、桑寄生补益肝肾;益母草活血利水;生甘草和中缓急、调和诸药。两方相互为用,故疗效显著。

第二章 酸枣仁汤临证思维

一、临证要点

1.原文主治病症

本方在《伤寒论》中条文中出现的主要症状是"虚劳虚烦不得眠"。

"虚劳虚烦"——《三因极一病证方论》指出"虚烦"表现:"外热曰燥,内热曰烦……其证内烦,身不觉热,头目昏疼,口干咽燥,不渴,清清不寐,皆虚烦也。"

"不得眠"——即不寐,失眠。

魂藏于肝,"肝藏魂,人寤则魂游于目,寐则魂返于肝,若阳浮于外,魂不入肝,则不寐",肝开窍于目,人体在清醒时,魂游于目,通过视觉去感知外界的事物,形成一种有意识的认知活动,入睡时则魂归于肝;神藏于心,《灵枢·本神》:"肝藏血,血舍魂……脾藏营,营舍意……心藏脉,脉舍神……肺藏气……气舍魄……肾藏精,精舍志。"阳魂依靠精气血滋养,夜卧时血归于肝,则魂亦归肝,若肝阴心血不足,则神魂不能归藏,血不养魂,则魂失不内收,故而出现虚烦不寐。其主要症状是虚烦不眠,病程较长,另外以方测证当兼见情绪激动,头目昏眩,口渴咽干,舌红少苔等症,证属心肝阴血亏虚,心神失养;治当养阴清热,宁心安神;方用酸枣仁汤。

2.酸枣仁汤方证

功用:补肝益血,清热定魂。

适用证型:肝阴血虚证。

临床应用:以下诸项中,病变证机是辨证的基本要素,前 3 项中只要具备 2 项,即可得出正确诊断,其他可能出现的症状,可作为辨证的参考,以此可辨为酸枣仁汤方证。①基本症状:以失眠多梦为基本要点。②临床特征:以心烦急躁,或健忘多梦为审证要点。③检查体征:以舌质偏红,苔薄,脉弱或略数为辨别要点。④病变证机:肝阴血虚弱,肝魂、心神不得舍藏而躁动。⑤其他表现:因个体差异可能出现以下 1 个或几个症状:头晕目眩,或两目干涩;睡眠不熟,或稍眠即梦;指甲失泽,或手足烦热,或耳鸣。

二、与类方的鉴别要点

酸枣仁汤主要用于肝血不足,虚热内扰证,临床表现以虚烦失眠,心悸不安,头晕目眩,咽干口燥,舌红,脉弦细等为主。朱砂安神丸主要用于心火亢盛,阴血不足证,临床表现以失眠多梦,惊悸怔忡,心烦神乱,或胸中懊侬,舌尖红,脉细数等为主。天王补心丹适用于阴血不足,心神失养证,临床表现以心悸怔忡,虚烦失眠,神疲健忘,或梦遗,手足心热,口舌生疮,大便干结,舌红少苔,脉细数等为主。安神定志丸主要用于心气虚弱,痰扰心神证,临床表现以失眠多梦,心烦不宁,心悸怔忡,健忘头沉,易惊,神疲乏力,面色不荣为主。黄连阿胶汤主要用于心肾虚热证,临床表现以心中烦,不得眠,多梦,口干舌燥,或汗出,或头晕,或耳鸣,或健忘,或腰酸,舌红,少苔,脉细数等为主。

三、临证思路与加减

在医案中体现较多的加减运用为:①血虚甚而头晕目眩重者,加当归、白芍、枸杞子增强养血补肝之功;②虚火重而咽干口燥甚者,加麦冬、生地黄以养阴清热;③若寐而易惊,加龙齿、珍珠母镇惊安神;④兼见盗汗,加五味子、牡蛎安神敛汗。临床上酸枣仁汤的加减运用远不止于此,其总的原则是"观其脉证,知犯何逆,随证治之"。

四、临证应用调护与预后

使用本方时应注意饮食宜清淡,忌生冷、油腻、辛辣、甘甜等物,湿热内蕴者慎用。同时也需要根据患者需要治疗的疾病不同、体质不同,给予不同的调护指导。

第三章 临床各论

第一节 神经系统疾病

一、失眠

失眠是指患者对睡眠时间和（或）质量不满足并影响日间社会功能的一种主观体验。

西医认为，本病主要是由于生理或心理因素导致睡眠—觉醒机制的平衡失调，使神经生理功能的抑制作用减弱或易化作用增强，并使参与睡眠—觉醒机制的神经结构发生病理性改变，从而导致失眠症的发生。治疗上主要包括药物治疗和非药物治疗。对于急性失眠患者宜早期应用药物治疗。对于亚急性或慢性失眠患者，无论是原发还是继发，在应用药物治疗的同时应当辅助以心理行为治疗，即使是那些已经长期服用镇静催眠药物的失眠患者亦是如此。

中医认为，失眠是由于心神失养或不安而引起经常不能获得正常睡眠为特征的一类病症。失眠在《黄帝内经》中称为"目不瞑""不得眠""不得卧"，《难经》称为"不寐"。《黄帝内经》记载失眠原因有三：①其他病症影响，如咳喘、呕吐、腹满使人不得卧。②为邪气客于卫气不能入阴所致。如《灵枢·邪客》曰："夫邪气之客人也，或令人目不瞑者……厥气客于五脏六腑……阴虚，故目不瞑。"③脏腑损伤，阴阳不和则夜寐不安。如《素问·病能论》曰："人有卧而有所不安者，何也？岐伯曰，脏有所伤，及情有所倚，则卧不安。故人不能悬其病也。"

酸枣仁汤一方出自东汉张仲景《金匮要略·血痹虚劳病脉证并治》："虚劳虚烦不得眠,酸枣仁汤主之。"主要论述了肝阴不足,虚烦不寐的证治。酸枣仁汤中酸枣仁甘酸性平,养肝阴,益心血,主治失眠;配以甘草酸甘化阴,以增强养阴之效;茯苓宁心安神;知母苦甘寒质润,滋阴清热除烦,川芎疏达肝之气血,并能解郁,其性虽辛温,但与阴柔酸敛的酸枣仁配伍,可使其方润而不滞,为动静结合,静中有动之法。

曹颖甫在《金匮发微》说:"酸枣仁汤之治虚烦不寐,予既屡试而亲验之矣。特其所以然,正未易明也。胃不和则寐不安,故用甘草、知母以清胃热。藏血之脏不足,肝阴虚而浊气不能归心,心阳为之不敛,故用酸枣仁以为君……酸枣仁能养肝阴,即所以安魂神而使不外驰也,此其易知者也……盖虚劳之证,每兼失精、亡血,失精者留湿,亡血者留瘀。湿不甚,故仅用茯苓;瘀不甚,故仅用川芎,此病后调摄之方治也。"

酸枣仁西药药理研究显示有镇静、镇痛、催眠、解热作用。

从酸枣仁治疗不寐的历史沿革研究来看,酸枣仁最早的炮制方法是炒法,其生熟异治从宋代开始记载。其后,明代《景岳全书》指出"多眠者生用,不眠者炒用"。《本草纲目》云:"熟用,疗胆虚不得眠,烦渴,虚汗之证;生用,疗胆热好眠。"现代药理学临床研究证明,酸枣仁生、制品均具有镇静、催眠作用,其中的酸枣仁皂苷 A、B 和黄酮类化合物是其主要药效成分,但炒制利于有效成分煎出,但不能太过,久炒油枯则易失效。故在治疗失眠时候多用炒酸枣仁。

医案精选

◎案

聂某,男,40 岁。2005 年 3 月 16 日初诊。患者近 3 年来经常失眠,每晚需服用舒乐安定(艾司唑仑)2～3 片方可入睡。近 1 个月来,家中事烦,失眠愈甚,而前来诊治。症见:失眠多梦,头昏头重,面色少华,心悸怔忡,体倦食少,口燥咽干。舌红、苔薄白,脉弦细。证属心脾两虚,阴血不足。治以益气健脾,养血安神。方予酸枣仁汤合归脾汤加减。

处方:酸枣仁、黄芪各 20g,知母、茯神、白术、枳实各 12g,川芎、当归、远志、香附各 10g,炙甘草 6g。每日 1 剂,水煎 2 次,分 3 次服。6 剂。

二诊:睡眠时间增加至 4 小时左右,前方加首乌藤 20g、合欢皮 10g,再投 6 剂。

三诊:睡眠时间增加至 5 小时左右,前方去香附,续服 6 剂。后以此方加减又服 30 余剂,症状基本消除。随访半年,诸症未有复发。

按 本案患者系心脾两虚,阴血不足,故用酸枣仁汤合归脾汤加减治疗。患者因劳累太过,损伤心脾,心伤则心血暗耗,神不守舍;脾伤则无以化生精微,营血亏虚,心神失养而致不寐。《景岳全书·不寐》云:"无邪而不寐者,必营气之不足也,营主血,血虚则无以养心,心虚则神不守舍。"方中白术、炙甘草益气健脾;当归、黄芪补气生血;远志、酸枣仁、茯神养心安神;香附、枳实疏肝理气,川芎调气行血;知母清热除烦。全方相辅相成,使顽疾得愈。

◎案

何某,男,37 岁。2008 年 5 月 12 日初诊。患者失眠 4 年,每晚睡眠时间不足 3 小时,且睡前需服用舒乐安定片,由开始之 1 片已增至 3 片,效果仍不显著,遂来就诊。症见:入寐困难,心烦多梦,头晕耳鸣,腰膝酸软,健忘,口苦,遗精。舌红,少苔,脉细数。观其脉症,证属肝肾阴虚。治以补肾养肝,镇静安神。方予酸枣仁汤合二至丸加味。

处方:酸枣仁 20g,茯苓、白芍、熟地黄、女贞子、墨旱莲各 15g,首乌藤、知母、五味子、丹参、柴胡、川芎各 10g,枸杞子 20g,黄柏、陈皮各 9g,甘草 6g。每日 1 剂,水煎 2 次,分 3 次服,并嘱患者停服舒乐安定片,6 剂。

二诊:每晚已能睡 3.5 ~ 4 小时,夜梦减少,守前方,减熟地黄为 10g,去陈皮、五味子,再投 6 剂。

三诊:每晚已能睡 4 ~ 5 小时,夜梦已明显减少,去黄柏,再投 6 剂,后连续服药 2 周,睡眠恢复正常,伴随症状亦消失,随访半年未再复发。

按 人的正常睡眠是人体阴阳协调的结果,正如《灵枢·口问》所言:"阳气尽,阴气盛,则目瞑;阴气尽而阳气盛,则寤矣。"《灵枢·邪客》云:"阴虚故目不瞑。"可见阴阳平衡对于人体正常睡眠十分重要。因此,失眠治疗的目的就是调和阴阳,而酸枣仁汤合二至丸加味正是以滋补肝肾、滋阴潜阳为主,从而达到气血阴阳调和、安神定志的目的。方中酸枣仁、川芎酸收辛散并用,以顾全肝之体阴用阳之性;熟地黄、女贞子、墨旱莲补益肝肾;黄柏清热泻火;茯苓、知母宁心滋肾并施,还有水火既济之功;首乌藤、五味子、枸杞子有养血滋阴、镇静安神之功;因久病必瘀,加入丹参活血祛瘀除烦,柴胡、白芍养血疏肝,调畅气机,使气血调和;陈皮使补而不滞;甘草调和诸药,故使阴阳和,气血畅,失眠自愈。

◎案

周某,男,27岁。2003年12月23日初诊。患者原在基层工作,因变换工作参加考试而压力大,渐睡眠欠佳,心烦易躁,心悸、多梦。继而情绪不稳定,夜难入寐,甚则彻夜不眠,至今2月余。经多项检查均正常。西医诊断:失眠症。中医诊断:不寐。证属思虑过度,劳伤心脾,致气血亏虚,心失所养。治以养血安神,解郁定志。方以酸枣仁汤加减。

处方:炒酸枣仁30g,丹参、郁金、石菖蒲各15g,五味子、当归、茯苓、柴胡、首乌藤、香附、柏子仁、远志各10g,合欢皮6g,甘草3g。每日1剂,水煎服。

二诊:12月30日。症状改善,夜可入寐,偶有夜醒、多梦、心情好转。续服5剂,症状消失。

按 失眠症表现形式多样,或难以入睡,或醒后不易入睡,或睡眠不沉,或多梦早醒,伴有躯体不适症状。本病中医学称之为不寐、不得卧,临床表现随因而异,但以思虑过度、劳伤心脾致心神不安为多见。治以养血安神,解郁定志。治疗以炒酸枣仁、当归、五味子、柏子仁、茯苓、丹参养血安神;佐以柴胡、郁金、香附、合欢皮、石菖蒲疏肝解郁,安神开窍;首乌藤、远志宁心定志;甘草和中缓急。诸药合用,疗效显著。

二、眩晕

眩晕是由于情志、饮食内伤、体虚久病、失血劳倦及外伤、手术等病因,引起风、火、痰、瘀上扰清空或精亏血少,清窍失养为基本病机,以头晕、眼花为主要临床表现的一类病症。眩即眼花,晕是头晕,两者常同时并见,故统称为"眩晕",其轻者闭目可止,重者如坐车船,旋转不定,不能站立,或伴有恶心、呕吐、汗出、面色苍白等症状。

西医认为,本病由病因可分为以下几类,一是前庭周围性眩晕,均为真性眩晕一般均有眼震和前庭功能改变,一般由内耳病变、前庭神经病变、前庭神经元炎等引起。二是前庭中枢性眩晕,为脑干、小脑或顶颞叶病变引起。三是眼源性眩晕,常见原因有屈光异常、眼肌病变、视网膜病变等。四是本体感觉性眩晕,因脊髓后索或脑干内侧丘系病变致本体觉传入中断引起。为假性眩晕,伴有肢体深感觉减退,感觉性共济失调和肌张力减退等。偶可因腰肌、颈肌痉挛有过多的本体觉冲动传入中枢所致。五是全身疾患引起的眩晕,常见疾病有心血管疾患,感染、中毒、血液病、代谢障碍(糖尿病、低血糖症、高脂血症)等。六是精神性眩晕,见于神经衰弱、癔症、焦虑症等。西医对此病的治疗主要包括病因治疗、一般治疗(静卧,避免声光刺激,解除精神紧张等)、药物对症治疗以及手术治疗。

中医认为,"诸风掉眩,皆属于肝",《临证指南医案》曰:"经云,诸风掉眩,皆属于肝,头为六阳之首,耳目口鼻,皆系清空之窍,所患眩晕者,非外来之邪,乃肝胆之风阳上冒耳,甚则有昏厥跌仆之虞。"眩晕患者素体阳盛,肝阳上亢,发为眩晕,或因长期忧郁恼怒,气郁化火,使肝阴暗耗,风阳升动,上扰清空,发为眩晕。或肾阴素亏,肝失所养,以致肝阴不足,肝阳上亢,发为眩晕。情志所伤,肝失条达,气郁不舒,郁而化火,火性上炎,或阴虚阳亢扰动心神,神不安宁,以致不寐。肝藏血,血舍魂,若肝血不足,心失所养,魂不守舍,则虚烦不眠,心悸不安,头晕目眩,咽干口燥。酸枣仁汤,方中酸枣仁入心肝之经,养血补肝,宁心安神,不但治疗失眠、心悸,还可止眩;茯苓宁心安神;知母滋阴清热;川芎调畅气机,疏达肝气,与酸枣仁伍用,酸收辛散,相反相成,具有养血调肝之妙。

医案精选

◎案

患者,女,52岁。2011年3月19日初诊。眩晕乏力3年,加重1个月。素体虚弱,易感外邪,易致内伤。无论何因所伤,均先出现心悸,继而眩晕乏力,眩晕3年,久治未愈,1个月前又因过度劳累,眩晕加重,不能站立,恶心呕吐,到某医院做多项检查,诊断为梅尼埃病,给予70%二硝酸异山梨醇静脉滴注,地西泮(安定)及西比灵(氟桂利嗪)口服,恶心呕吐明显减轻,眩晕无明显变化,现求中医诊治。刻诊:BP 110/75 mmHg,心率(HR)92 次/分,心律不齐,发作性旋转性眩晕,波动性并渐进性耳聋伴耳鸣,面色苍白,汗出,唇甲不华,心悸失眠,神疲懒言,已无恶心及呕吐;舌质淡,苔薄白,脉细弱。西医诊断:梅尼埃病。中医诊断:眩晕。辨证:气血亏虚,清窍失养。治法:益气养血安神,升发清阳。方药:酸枣仁汤加味。

处方:炒酸枣仁 30g,生龙骨 30g,葛根 50g,川芎 15g,当归 15g,龙眼肉 20g,太子参 10g,白术 10g,泽泻 30g,炙甘草 5g。3 剂,每日 1 剂,水煎服,200ml,每日 3 次。桂利嗪 25mg,每日 2 次。

二诊:2011 年 3 月 22 日。上方用 3 天,眩晕止,睡眠良,心悸明显消失,可以行走。守方继服。停用桂利嗪。

三诊:2011 年 4 月 5 日。上方又用 14 天,BP 115/75mmHg,HR 88 次/分,律齐,面色渐润泽,乏力消失,睡眠良好,无心悸,其间未发生眩晕,已正常工作。守方又服 7 剂,诸症悉除。随访半年,未复发。

按 《灵枢·口问》篇载:"故上气不足,脑为之不满,耳为之苦鸣,头为之苦倾,目为之眩。"《证治汇补·眩晕》篇说:"血为气配,气之所丽,以血为荣,凡吐衄、崩漏、产后亡阴,肝家不能收摄荣气,使诸血失道妄行,此眩晕生于血虚也。"脾胃虚弱,不能健运水谷以生化气血,以致气血两虚,气虚则清阳不展,血虚则脑失所养,皆能发生眩晕。心伤则阴血暗耗,神不守舍;病因既起于心、脾、肝,又反作用于心、脾、肝,三脏功能减弱,既可造成脑窍失养,清阳不升,浊阴不降,发为眩晕,又可导致不寐及心悸诸症。酸枣仁养心阴,益肝血,安神,可治疗心肝阴血亏虚,心失所养所致眩晕、失眠、心悸,伍用川芎、当归、龙眼肉、太子参则增强气血双补之功;葛根生发脾胃清阳之气,舒缓头颈经脉,加之生津之功,既可止眩,又可间接补益气血、养血、安神、除悸;生龙骨通过平肝熄风,镇惊安神而止眩、安神、除悸;白术健脾益气;泽泻利水渗湿;甘草解毒和中,调和诸药。全方共奏益气补血,升发清阳之功,可止眩、安神、除悸。

◎案

患者,男,38 岁。2011 年 4 月 2 日初诊。高脂血症 5 年,眩晕、心悸 1

年,加重2周。平素胆怯心悸,胸闷气短,头重如裹,2周前因过劳及嗜食肥甘使眩晕加重伴严重失眠及心悸,口服培他司汀(敏斯朗)及安定片稍有缓解,现求中医诊治。刻诊:眩晕,头重如裹,不寐,胆怯易惊,心悸乏力;舌淡红,苔白腻,脉濡滑;总胆固醇(TC)7.11mmol/L,三酰甘油(TG)2.72mmol/L,低密度蛋白(LDL)4.55mmol/L,高密度胆固醇(HDL)1.02mmol/L。西医诊断:高脂血症;眩晕症。中医诊断:脂浊;眩晕。辨证:心胆气虚,痰浊阻络。治法:止眩,安神定志,降脂化浊。方药:酸枣仁汤加减。

处方:炒酸枣仁20g,太子参10g,远志15g,石菖蒲15g,茯苓10g,知母15g,川芎10g,葛根50g,生龙骨30g。3剂,每日1剂,水煎服,每次200ml每日3次。桂利嗪25mg,每日3次。

二诊:2011年4月5日。上方用3天,自述服药1小时后,眩晕止,能自由行走,睡眠好转,心悸减轻。上方加木香15g、枳实15g、陈皮15g、姜半夏10g、虎杖10g、泽泻30g,继续口服,停用桂利嗪。

三诊:2011年4月19日。上方又用14天,头重如裹消失,睡眠良好,无胆怯心悸,二便通调。守方又服28天,血脂明显下降,诸症悉除。随访半年,未复发。

按 心虚则心神不安,胆虚则善惊易怒,失眠,心悸;痰浊蒙蔽清阳则眩晕头重如裹。治以止眩,安神定志,降脂化浊。初诊以止眩,安神定志,除悸为主,二诊加入化痰降浊中药,消除高脂血症。木香、枳实、泽泻、陈皮、半夏、虎杖均有较好的降血脂作用。

◎案

刘某,女,50岁。1990年4月5日初诊。患者身体素虚,贫血,4个月前因一子突然死亡而悲伤过度,连续彻夜不眠。嗣后常感头晕胀痛,午后面赤升火,心悸怔忡,尤以紧张时更甚。曾在某医院治疗,效果不明显。刻诊:眩晕,伴心烦失眠盗汗,大便偏干,神疲,口干,舌红少津,脉细弦。BP 161/98mmHg。综合证情乃心肝血虚,髓海空虚,阴亏火扰,水火不济而致。治以滋水涵木清火,养血安神除烦。方用酸枣仁汤加减。

处方:生地黄、杭白芍、阿胶(烊化)、当归各10g,五味子3g,酸枣仁20g,

炒知母 15g,煅龙骨、煅牡蛎、珍珠母各 12g,天麻 10g,鸡子黄 1 个(冲),黄连 3g,黄芩、川芎各 6g,丹参、茯苓各 10g,甘草 3g,7 剂。

二诊:服药后,BP 143/88mmHg,眩晕减轻,睡眠好转,仍守前法续服 21 剂,诸症均消。

　　按 本案贫血又加忧思郁结,伤及心肝阴血,致阴虚火炽,下及肾阴。故方中用酸枣仁汤以养血调肝,宁心安神;以黄连阿胶汤育阴清热,交济水火;再佐潜阳熄风的龙骨、牡蛎、珍珠、天麻等以收全功。

附:梅尼埃病

梅尼埃病是一种特发性内耳疾病,曾称美尼尔病,在 1861 年由法国医师 Prosper Mé-nière 首次提出。该病主要的病理改变为膜迷路积水,临床表现为反复发作的旋转性眩晕、波动性听力下降、耳鸣和耳闷胀感。本病多发生于 30~50 岁的中青年人,儿童少见。男女发病无明显差别。双耳患病者占 10%~50%。

梅尼埃病的病因目前仍不明确。1938 年 Hallpike 和 Cairns 报道本病的主要病理变化为膜迷路积水,目前这一发现得到了许多学者的证实。然而膜迷路积水是如何产生的却难以解释清楚。目前已知的病因包括以下因素:各种感染因素(细菌、病毒等)、损伤(包括机械性损伤或声损伤)、耳硬化症、梅毒、遗传因素、过敏、肿瘤、白血病及自身免疫病等。

由于梅尼埃病病因及发病机制不明,目前尚无使本病痊愈的治疗方法。目前多采用调节自主神经功能、改善内耳微循环、解除迷路积水为主的药物治疗及手术治疗。

医案精选

梁某,男,54 岁。1997 年 3 月 26 日初诊。患者自述患本病已 3 年余,不定时发作,发作前无明显诱因。经某医院神经科检查无异常发现,耳鼻喉科检查鼓膜正常,确认为梅尼埃病。今早起床时突然眩晕、感觉天旋地转,人欲跌倒,头昏脑涨,眼不能转视,耳鸣,恶心呕吐。检查:患者面色苍白,两眼有水平样震颤,听力正常,HR 80 次/分,BP 159/95mmHg,舌质淡,苔白稍腻,脉滑兼弦。证属肝阳上亢化风,痰湿阻遏清窍。治以平肝利湿,安神定志。

处方:酸枣仁 90g,泽泻 30g,焦白术 15g,茯苓 9g,女贞子 9g,川芎 9g,五味子 9g,怀牛膝 9g,代赭石 20g,每日 1 剂,水煎服。

服药 3 剂眩晕呕吐止,耳鸣、眼球震颤消失,诸症好转,再予原方 3 剂,诸症消失告愈。

　　按 梅尼埃病是临床常见病,发作时患者比较痛苦,服药有一定疗效但易复发。本病的病因不外乎风、火、痰、湿,早在《素问》中就有"诸风掉眩,皆属于肝"的论述。目前认为本病本虚标实者居多如阴虚易肝风内动,血少则脑失所养,精亏则髓海不足,其次肝阳上亢化风痰浊阻遏清窍都是导致发生本病的原因。方中酸枣仁以90g大剂量养阴血益心肝安神定志;泽泻、炒白术、茯苓健脾、利水、渗湿;女贞子、五味子补肾益阴养肝;川芎、牛膝调和全身气血,诸药配伍紧紧切合病因病机故疗效显著。本方一般不进行加减,对单纯性梅尼埃病以及功能性眩晕症等都有根治之功。

三、头痛

头痛是临床常见的症状,通常将局限于头颅上半部,包括眉弓、耳轮上缘和枕外隆突连线以上部位的疼痛统称头痛。头痛病因繁多,神经痛、颅内感染、颅内占位病变、脑血管疾病、颅外头面部疾病以及全身疾病如急性感染、中毒等均可导致头痛。发病年龄常见于青年、中年和老年。

本病近年来发病率呈上升趋势,尤其偏头痛,一般人群发病率达5%,流行病学调查表明,我国患病率为985.2/10万,30岁以下发病者逐年增长,男女患病率之比约为1:4。西医治疗包括止痛药物治疗和非药物物理治疗如物理磁疗法、局部冷(热)敷、吸氧等。相当数量的患者尤其久治不愈者,往往求治于中医。

中医对头痛的辨证,虽然病因多端,但不外乎外感和内伤两大类,盖头为"诸阳之会""清阳之府"凡五脏精华气血,六腑清阳之气,皆上注于头,故六淫之邪外袭,上犯巅顶,邪气稽留,阻抑清阳;或内伤诸疾,导致气血逆乱,癖阻经络,脑失所养,均可发生头痛。头为清阳之首,若情志所伤,肝郁化火,或火盛伤阴,肝失濡养,或肾阴不足,水不涵木,导致肝肾阴亏,肝阳上亢;或嗜食肥甘,脾失健运,痰湿内生,上蒙清空,清阳被阻,或久痛入络,瘀血内停,清阳被扰等皆为头痛之根本。临症多见头痛或眩,或空,或蒙,或痛如针束,舌红苔腻,脉弦滑等证候者,选酸枣仁汤加减,借其补血养肝、阴升阳潜以平阳之亢,借其和血守中、解郁除烦以息阳之扰。

酸枣仁汤出自汉代张仲景《金匮要略》一书,具有养血安神,清热除烦的功效,现代医学研究用于治疗神经衰弱、神经官能症、更年期综合征等。酸枣仁汤加味治疗神经性头痛妙在重用酸枣仁和川芎,酸枣仁为养血安神药,归少阳经,《本草汇言》认为酸枣仁可"敛气安神,荣筋养髓,和脾运胃"。现代药理研究,酸枣仁具有镇静、催眠、镇痛、抗惊厥、降温等作用。川芎为血中气药,现代药理研究证明含有川芎嗪等成分,可以抑制血管平滑肌收缩,增加大脑和肢体血流量,改善脑及神经系统功能障碍等,具有上行头目,行气开郁,活血止痛的功效,前人有"头痛不离川芎"之说,与酸枣仁配伍故为治疗头痛的要药。知母、茯苓宁心安神祛火,甘草调和诸药,合则祛风通络,气血畅通,通则不痛,头痛自愈。

医案精选

◎案

黄某,女,45 岁,教师。1995 年患者因郁闷、心情不畅,开始头痛,反复发作 3 年之久,经服用多种调解神经、止头痛药暂时好转,随即又发。于 1999 年 3 月 20 日来中医科门诊求治。主诉:近日来头痛发作加剧,头部胀感,烦躁易怒,心烦不眠,眠则多梦,易惊醒,头痛时有重压,胀痛感。头痛轻重常与工作疲劳、失眠、情绪不佳等有密切关系。舌苔白,脉弦细而数。投以酸枣仁汤。

处方:酸枣仁 15g,甘草 6g,知母 9g,茯苓 10g,川芎 20g。水煎服,每日 1 剂,连续 5 剂。

二诊:服药 5 天后,失眠已愈,头胀头痛减轻,效不更方,原方继服 5 剂。

三诊:头痛已愈,原方继服 5 剂巩固疗效,随访半年未复发。

按 《素问·脉要精微论》说:"头者精明之府。"临床上之所以投酸枣仁汤治疗头痛,主要重用川芎,因川芎上行头目,疏肝散郁止痛。又有升散之性,为治头痛之要药。佐以酸枣仁补肝养血,知母、甘草滋阴降火,以清肝阳;配以茯苓行气降痰,宁心安神。

◎案

苏某,女,50 岁。2010 年 4 月 22 日初诊。主诉:右侧偏头痛,伴头晕,心烦 4 年,加重 10 天。患者绝经已 2 年,无家族偏头痛病史。4 年前无明显诱因出现右侧偏头痛,头晕,心烦易怒,曾到某医院查头颅磁共振(MRI)未见异常。颈颅多普勒(TCD)示:椎基底动脉流速增高。颈椎 X 线片示:颈椎生理曲度变直。BP 100/60mmHg。曾间断服用盐酸氟桂利嗪胶囊、头痛宁胶囊、全天麻胶囊、正天丸等中西药物,效果均不佳,近 10 天头痛加剧,遂前来就诊。刻诊：右侧偏头痛，闷胀不适，心烦易怒，夜眠较差，口苦，舌红，苔薄黄而干，脉弦细。西医诊断：偏头痛。中医诊断：头痛。证属肝血亏虚，相火不降，郁热内生。治以养肝清热，滋阴潜阳。给予酸枣仁汤化裁。

处方：炒酸枣仁 24g，知母 12g，川芎 24g，茯苓 15g，炙甘草 9g，熟地黄 12g，半夏 12g，石决明 18g。每日 1 剂，嘱其加水 1 500ml，煎 1 次，取药液约 600ml，去滓，分 3 次温服。

二诊：4 月 28 日。连服 5 剂后头痛减轻，心烦易怒，口苦明显减轻，舌质淡红，苔薄白，上方再进 6 剂，病遂痊愈，随访 2 年未复发。

按 《素问·风论》有脑风、首风之名，认为头痛乃外在风邪寒气犯于头脑而致。《素问·五脏生成》提出："是以头痛巅疾，下虚上实。"《素问·方盛衰论》曰："气上不下，头痛巅疾。"《丹溪心法》认为头痛多因痰与火。肝失疏泄，郁而化火，肝阳失敛而上亢；脾失健运，痰湿内生，清阳不升，浊阴不降，脑络失养；脑为髓海，肾精亏耗，封藏失职，相火不降，少阳生发之气不能疏泄于中，中焦呆滞，化源不足，脑髓失养。故头痛之病机多与肝、脾、肾三脏的功能失调有关。本病例为中年女性，因肝血亏虚，相火不降，郁而化热，痰湿内生，风上扰而致头痛。方中重用炒酸枣仁以养肝血，助胆经相火下降，重用川芎温补肝阳以助上升，以培胆经下降之根源。知母清虚热，使胆经易于下降。茯苓祛脾湿而兼安神，炙甘草培中气之旋转，加熟地黄补肾而滋水涵木，加半夏以祛痰降逆，加石决明平肝潜阳，诸药合用，共奏养肝清热，滋阴潜阳之功效，相火下降，气机升降得常，故药到而病除。

附：三叉神经痛

三叉神经痛是指三叉神经支配区域内反复发作的短暂性阵发性剧痛。有原发性、继发性 2 种。原发性三叉神经痛的病因及发病机制尚不清楚，但多数认为其病变在三叉神经的周围部分，即在三叉神经半月节感觉根内。根据显微外科和电镜观察，可能与小血管畸形、岩骨部位的骨质畸形等因素有关，使三叉神经根或半月神经节受到机械性压迫和牵拉，再在供养三叉神经的滋养动脉硬化所致的缺血、髓鞘营养代谢紊乱等诱因作用下，三叉神经半月节及感觉根发生脱髓鞘性变，导致脱髓鞘的轴突与邻近无髓鞘纤维之间发生"短路"又转成传入冲动，再次传到中枢，使冲动迅速"总和"起来而引起疼痛发作。继发性三叉神经痛：系指由各种病变侵及三叉神经根，半月神经节及神经干所致之三叉神经分布区域的疼痛而言。其特点与原发性三叉神经痛不同,疼痛发作时间持续较长,常可达数分至数十分钟,或呈持续性疼痛伴阵发性加重。多伴有三叉神经或邻近结构受累的症状和体征,如患侧三叉神经分布区域感觉障碍、角膜反射减弱或消失、咀嚼肌无力和萎缩等。有时尚可有其他颅神经损害或神经系统局灶症状。须做颅底摄片、脑脊液检查、颅脑 CT、鼻咽部软组织活检等,以明确病因。

临床上多见于中老年人,40 岁以上者占 70% ~ 80%,女性居多。主要特点如下:①疼痛部位。不超出三叉神经分布范围,常局限于一侧,多累及一支,以第二、第三支最常受累,约占 95%。②疼痛性质。疼痛呈发作性电击样、刀割样、撕裂样剧痛,突发突止。每次疼痛持续数秒至数十秒。发作间歇期逐渐缩短、疼痛逐渐加重。发作频繁者可影响进食和休息。③诱发因素及"扳机点"。疼痛发作常由说话、咀嚼、刷牙、洗脸等动作诱发,甚至风吹或响声也能引起发作。有些患者触摸鼻旁、口周、牙龈、眉弓内端等区域即可引起疼痛发作,这些敏感区域称为"扳机点"或"触发点"。麻醉"扳机点"常可使疼痛发作暂时缓解。因此患者为了减免发作常常不敢洗脸、大声说话,甚至不敢进食。④体征:发作时可伴有同侧面肌抽搐、面部潮红、流泪和流涎,故又称痛性抽搐。疼痛发作时患者常用手揉搓同侧面部,久而久之面部皮肤变得粗糙、增厚、眉毛脱落,再因不敢吃饭、洗脸、不修边幅,患者往往显得消瘦、面容憔悴、蓬头垢面、情绪抑郁。客观检查多无三叉神经功能缺损表现及其他局限性神经体征,但有时由于面部皮肤粗糙、增厚或已做过封闭治疗,面部痛觉、触觉可有减退。

目前西医主要是依靠药物治疗(卡马西平、苯妥英钠、维生素 B 族药物等)、理疗、神经阻滞疗法、射频电流经皮选择性热凝术以及手术治疗。中医对此病认识虽不悠久,但通过临床辨证论治,往往可取得较好疗效。

医案精选

◎案

李某,女,62 岁。1976 年 7 月 6 日初诊。3 个月前患右面颊部带状疱疹。疱疹脱痂后,三叉神经分布部位疼痛,一日发作十余次,经抗生素、苯妥英钠、针灸及中药治疗不效。刻诊:形体瘦弱,面色萎黄,痛苦面容,右侧面颊部皮肤粗糙、眉毛稀落,右面颊部阵发性闪电样针刺般剧烈疼痛,且痛止时有胀感,眩晕耳鸣,口干苦,心烦易怒,夜寐不宁,食不知味,尿黄便干,舌红少苔,脉弦细。此禀体肝血不足,虚阳上扰,右面颊部络脉因丹毒蚀伤后筋脉失养不和之象。予酸枣仁汤加味治之。

处方:酸枣仁、川芎、茯苓、知母、白芍、菊花各 15g,甘草 5g。共服药 15 剂,疼痛止,余恙亦瘥。

按 足厥阴肝经的分支,从目系分出,下行于颊里,环绕口唇,相当于现代医学三叉神经分布区。带状疱疹病毒蚀伤肝经经络，肝之阴血不足，失其条达之性，三叉神经区脉络郁滞不和，故而疼痛如斯。方中酸枣仁、白芍，起酸收之用；川芎、菊花，有辛散之能；四药重用，相反相成，可达到补肝之体、遂肝之用的目的。且酸枣仁汤平调土木，济益经络，三叉神经得养，面部络脉和调，则疼痛止定。

四、精神疾病

抑郁症

抑郁症又称抑郁障碍，以显著而持久的心境低落为主要临床特征，是心境障碍的主要类型。临床可见心境低落与其处境不相称，情绪的消沉可以从闷闷不乐到悲痛欲绝，自卑抑郁，甚至悲观厌世，可有自杀企图或行为；甚至发生木僵；部分病例有明显的焦虑和运动性激越；严重者可出现幻觉、妄想等精神病性症状。每次发作持续至少 2 周以上，长者甚或数年，多数病例有反复发作的倾向，每次发作大多数可以缓解，部分可有残留症状或转为慢性。

抑郁症中医称为郁证，是由于情志不舒、气机郁滞所致，以心情抑郁、情绪不宁、胸部满闷、胁肋胀痛，或易怒易哭，或咽中如有异物梗塞等症为主要临床表现的一类病症。郁有积、滞、结等含义。郁证由精神因素所引起，以气机郁滞为基本病变，是内科病症中最为常见的一种。

郁证多由情志不舒，气机郁滞所致。情志不舒，气机郁滞进而可致脏腑失调，血瘀、痰结、食积、火郁等证随之而见。久病缠身致情志抑郁，肝郁抑脾，耗伤心气，营血渐耗，心失所养，神失所藏，以致忧郁伤神。正如《灵枢·本神》云："心怵惕思虑则伤神。"《灵枢·口问》云："悲哀愁忧则心动，心动则五脏六腑皆摇。"故在临床治疗中，可选酸枣仁汤为主方，以养血安神，清热除烦。方中酸枣仁、茯苓养血补肝，宁心安神；知母滋阴润燥，清热除烦；川芎活血行气；甘草补养心气，和中缓急；临证再配伍疏肝解郁之药，往往可达到满意疗效。

医案精选

◎案

李某，女，43 岁。1992 年 9 月 28 日初诊。患者半年前因工作调动，精神抑郁,情绪不宁,经中西医治疗未愈。1周前复因精神刺激而病情加重。刻诊:神情抑郁忧虑,面容憔悴,易怒善哭,多善疑虑,两胁胀痛,少寐多梦,苔薄,舌质红,脉细弦无力。心肺检查正常,脑血流图未见异常。此属中医郁证,乃久郁化火伤阴,心肝失养,肾水不济而致。治以滋阴清火,养血柔肝,佐以疏利气机。方用酸枣仁汤加减。

处方:炒知母、当归、朱茯神各10g,酸枣仁12g,炙甘草3g,川芎6g,黄芩6g,黄连3g,白芍10g,柴胡4g,制香附、郁金、阿胶(烊化)各10g,鸡子黄1个。7剂。每日1剂,水煎服。

二诊:药后情绪较舒展,诸症均减轻,但夜卧易醒,遇有重音忧心胆怯,食欲不振,原方加煅龙骨、煅牡蛎各12g,浮小麦、焦山楂、焦神曲各10g,14剂。

三诊:14剂服后,神情自如,睡眠正常。药证相合,以巩固疗效,续服7剂。随访半年未见复发。

按 郁证虽多,皆因气不周流,法当以顺气为先,然气郁日久,持续不愈的郁证患者,往往化火伤阴耗血。故本案方中以滋阴养血安神的酸枣仁、茯苓、甘草、阿胶、芍药、鸡子黄,配与清热除烦的黄连、黄芩、知母为主,再佐以疏肝解郁的柴胡、香附、郁金、川芎而获良效。

◎案

李某,女,46岁。2007年11月26日初诊。患者3年前无明显原因出现心情郁闷、憎恶他人及厌恶人生,曾在当地医院诊治,各项检查均为正常,诊为抑郁症,服谷维素、维生素B等效果不佳。近半年情绪愈加难以自控,失眠多梦,故前来诊治。症见:失眠多梦,情绪低落,急躁易怒,困倦乏力,手足心热,胸背恶寒,大便干结。舌红、少苔,脉细数。证属阴血不足,心神被扰。治以滋阴养血,养心安神。方予酸枣仁汤合甘麦大枣汤加味。

处方:酸枣仁20g,白芍、知母、柴胡、枳实各12g,茯苓10g,川芎9g,淮小麦15g,大枣5枚,生甘草5g。6剂,每日1剂,水煎2次,分3次服。

二诊:心情略有改善,大便通畅,前方又服6剂。

三诊:睡眠增加至4小时,手足心热亦除,心情愉快,续服6剂。之后,以前方辨证加减再服15剂,诸症悉除。

按 本案患者失眠多梦,情绪低落,手足心热,大便干结,为阴血不足,虚热内扰,心肝失养,神识不能自主所致。故选用酸枣仁汤与甘麦大枣汤合方加味。方中酸枣仁益血养心,安魂定志;茯苓宁心安神;知母清热除烦;柴胡、枳实疏肝解郁,调理气机;白芍、大枣滋阴养血;川芎行气理血;淮小麦补益心气;生甘草益气和中,调和诸药。诸药合用,共奏养心宁神、清心除烦之功,故获佳效。

◎案

雷某,女,41 岁。2009 年 2 月 18 日初诊。患者因长期家庭不和,而出现神志恍惚,失眠,食欲不振等症状。西医检查后诊为抑郁症,经西药治疗数月未效,而转求中医就诊。症见:不寐,胸闷,心烦,口苦,食则欲呕。舌红、苔浊黄厚,脉弦滑数。证属胆胃不和,痰火上扰。治以清热化痰,安神除烦。方予酸枣仁汤合黄连温胆汤加味。

处方:法半夏、枳实、竹茹、知母、石菖蒲各10g,茯苓15g,酸枣仁、郁金各12g,川芎、远志、陈皮各6g,黄连、甘草各5g。5 剂,每日 1 剂,水煎 2 次,分 3 次服。

药后诸症减轻。原方加减继续治疗近 1 个月,诸症均除,随访半年未再复发。

按 不寐伴胸闷心烦、口苦、食则欲呕,多为痰热内蕴,胆胃不和,胃不和则寐不安。用酸枣仁汤合温胆汤功在清热化痰,除烦安神。方中酸枣仁性平味酸,入心肝经,养肝宁心;知母、黄连清热降火除烦;少佐川芎辛散疏肝,调养肝血;郁金和血行气、解郁除烦;法半夏、竹茹清热化痰;枳实、陈皮、茯苓理气行气,燥湿化痰;远志宁心安神,祛痰开窍;石菖蒲开窍醒神,宁心安神,化湿和胃;甘草和中缓急、调和诸药。二方合用,可条达肝气,健运脾土,使痰火自平,心神乃安,失眠自愈。临床中用于治疗痰热内蕴之不寐者,常获桴鼓之效。

◎案

牛某,女,56 岁。2006 年 3 月 18 初诊。3 年前无明显原因出现心情郁闷、憎恶他人及厌恶人生,曾在当地医院诊治,诊为更年期综合征,但服用中西药效不显,住院 2 次从精神异常诊治亦少效。患者自认为思维清晰,仅不能控制情绪,近半年情绪愈加难以自控,故前来诊治。症见:胸中憋闷,情绪低落,急躁易怒,失眠多梦,厌恶人生,困倦乏力,手足心热,胸背恶寒,大便干结,舌红、少苔,脉细数。证属阴血不足,心阳郁滞,治以养心安神,通阳滋阴。方以酸枣仁汤合防己地黄汤加味。

处方:酸枣仁(研粉吞服、煎服各半)48g,知母、柴胡、枳实各12g,茯苓6g,川芎15g,防己3g,桂枝、防风各10g,生地黄10g,百合24g,生甘草5g。6剂,每日1剂,水煎,分3次服。

二诊:心情略有改善,大便通畅,前方续服6剂。

三诊:胸中憋闷减轻,手足心热除,续服6剂。之后,以前方辨证加减共服60余剂,诸症悉除。随访1年未复发。

按 本案患者失眠多梦,手足心热,大便干结为阴血不足;胸中憋闷、胸背恶寒为阳气郁滞。故选用酸枣仁汤与防己地黄汤合方加味。方中酸枣仁养心益血,安魂定志;茯苓宁心安神;知母清热除烦;生地黄、百合滋补阴血;防己、桂枝、防风通阳散郁,并制约生地黄、酸枣仁之滋腻;柴胡、枳实透达郁热,调理气机;川芎行气理血;生甘草清热益气。诸药合用,养心宁神,清心除烦,故疗效显著。

第二节 循环系统疾病

一、高血压

高血压(hypertension)是指以体循环动脉血压(收缩压和/或舒张压)增高为主要特征(收缩压≥140mmHg,舒张压≥90mmHg),可伴有心、脑、肾等器官的功能或器质性损害的临床综合征。

西医学认为其病因包含以下几个方面:①遗传因素。大约60%的半数高血压患者有家族史。目前认为是多基因遗传所致,30%～50%的高血压患者有遗传背景。②精神和环境因素。长期的精神紧张、激动、焦虑,受噪声或不良视觉刺激等因素也会引起高血压的发生。③年龄因素。发病率有随着年龄增长而增高的趋势,40 岁以上者发病率高。④生活习惯因素。膳食结构不合理,如过多的钠盐、低钾饮食、大量饮酒、摄入过多的饱和脂肪酸均可使血压升高。吸烟可加速动脉粥样硬化的过程,为高血压的危险因素。⑤药物的影响。避孕药、激素、消炎止痛药等均可影响血压。⑥其他疾病的影响。肥胖、糖尿病、睡眠呼吸暂停低通气综合征、甲状腺疾病、肾动脉狭窄、肾脏实质损害、肾上腺占位性病变、嗜铬细胞瘤、其他神经内分泌肿瘤等。

临床上高血压可分为两类:①原发性高血压。是一种以血压升高为主要临床表现而病因尚未明确的独立疾病,占所有高血压患者的90% 以上。②继发性高血压。又称为症状性高血压,在这类疾病中病因明确,高血压仅是该种疾病的临床表现之一,血压可暂时性或持久性升高。

原发性高血压属中医学的头痛、眩晕、中风等范畴。其发病年龄逐渐年轻化,患者多伴有失眠、眩晕、头痛、心悸等症状,中医辨证多属于本虚标实证,五脏责之于心、肝、脾、肾,其中肝肾不足尤为突出。中医认为引发本病的病因病机为:情志失调,忧思恼怒;肝气郁结,郁而化火上郁于头;劳伤过度,精血亏耗于下,致肝肾阴虚,肝阳上亢;过食肥甘,损伤脾胃,脾失健运,痰浊内蕴,肝风夹痰,上扰清窍。《素问·至真要大论》有"诸风掉眩,皆属于肝"。因此,多数医家认为高血压的病位主要在肝。肝主疏泄可影响气机的畅达,情志的调畅,脾胃的运化。若其功能异常,自身气血阴阳失调可出现:①肝气郁结。多因情志所致,高血压初期多见,临床主要有气血失调和情志异常方面的改变,并可出现肝郁抑脾,肝气犯胃等兼证,临床也表现饮食消化功能的异常。②肝火上炎。多因情志不遂,肝郁化火,火热邪内犯等导致肝失条达柔顺之性,表现为急躁易怒;火热内扰,神魂不安以致失眠,噩梦纷纭;火性上炎,肝火循经上攻头目,气血壅盛,以致出现头晕胀痛;气郁日久化火或肝阳疏泄太过,木火内生皆可致病,临床多表现阳热之证。③肝阳上亢。多因肝肾阴虚,肝阳失潜,或恼怒焦虑,气火内郁,暗耗阴津,阴不制阳所致。肝肾之阴不足,肝阳亢逆无制,气血上冲,则眩晕耳鸣,头目胀痛;阴虚心失所养,神不得安,则见心悸健忘、失眠多梦。④肝风内动。多因肝肾之阴久亏,肝阳失潜而暴发。肝阳化风,肝风内旋,上扰头目,则天旋地转,眩晕欲倒;气血随风阳上逆,瘀阻络脉,故头痛不止;肝肾阴虚,经脉失养,故手足麻木;风阳暴升,气血逆乱,肝风挟痰上蒙清窍,心神昏聩,故见突然昏仆,不省人事等症状。⑤肝肾阴虚。多由久病失调,房事不节,情志内伤等引起。肾阴亏虚,水不涵木,肝阳上亢则头晕目眩,耳鸣健忘;虚热内扰,心神不安,故失眠多梦;内迫营阴,以致夜间盗汗。纵观之总不离乎肝肾。

医案精选
◎案

黎某,女,67 岁。2004 年 9 月 20 日初诊。患者患高血压病 8 年,神经衰弱 13 年。曾服硝苯地平、尼群地平等药,血压一度控制,自行停药,未监测血压。2 个月前头昏头痛加重,测血压 150/100mmHg,服硝苯地平缓释片,血压有所控制,但头昏沉、失眠多梦,需服安定,夜间才能入睡 2～4 小时,故前来诊治。症见:失眠多梦,心烦急躁,心悸健忘,头晕目眩,面红目赤,疲倦乏力,手足心热,大便干结。舌红、苔黄,脉弦细。证属肝肾阴虚,肝阳上亢。治以补益肝肾,养血安神。方予酸枣仁汤合天麻钩藤饮加减。

处方:酸枣仁 20g,茯神、生石决明(先煎)、川芎、杜仲、桑寄生、益母草各 10g,知母、黄芩、钩藤(后下)、怀牛膝、栀子各 12g,天麻、生龙骨(先煎)、生牡蛎(先煎)各 15g,生甘草 3g。每日 1 剂,水煎 2 次,分 3 次服。

守方加减服 40 余剂,夜间能入睡 6 小时左右。随访 1 年,血压控制在理想范围,睡眠质量尚好。

按 本案患者高血压合并失眠,症见多梦、心悸健忘、头晕目眩、面红目赤,系肝肾阴虚,肝阳上亢;舌红、苔黄,脉弦细,为阴虚内热之征象。故选用酸枣仁汤合天麻钩藤饮加减。方中酸枣仁养心益肝,安神定志;茯神助酸枣仁安神;黄芩、知母、栀子清热除烦,以折亢阳;生龙骨、生牡蛎、生石决明潜阳安神;川芎调肝血、疏肝气;天麻、钩藤平肝熄风;怀牛膝、杜仲、桑寄生补益肝肾;益母草活血利水;生甘草和中缓急,调和诸药。两方相互为用,故疗效显著。

◎案

何某,女,76 岁。2005 年 11 月 26 日初诊。患者患高血压病20 年,神经衰弱 10 余年。曾在当地医院经中西医治疗,血压仍偏高[(160～150)/(120～110)/mmHg],尤其是失眠未能有效控制,需服西药或中西药,夜间才能入睡3～4 小时。近 1 年来服中西药夜间仅能休息 2 小时左右,故前来诊治。症见:失眠多梦,心烦急躁,心悸健忘,头晕目眩,面红目赤,疲倦乏力,手足心热,大便干结,舌红、无苔,脉沉细略数。证属阴血不足,心肾阴虚,治以滋阴安神,清心固肾。方予酸枣仁汤合黄连阿胶汤加味。

处方:酸枣仁(研粉吞服、煎服各半)48g,茯苓、川芎各6g,黄连 18g,知母、黄芩、白芍各12g,鸡子黄(汤药稍凉纳入)2 个,阿胶 10g,龙骨、牡蛎各24g,生甘草3g。6 剂,每日 1 剂,水煎 2 次,分 3 次服。

二诊:失眠略减轻,守前方服 6 剂。

三诊:失眠较前更为好转,又续服前方 6 剂。

四诊:能入睡 3 小时多,但饮食不佳,前方加麦芽15g, 6 剂。之后,守前方加减服 40 余剂,夜间能入睡 6 小时左右,为巩固疗效,前方易汤剂为散剂,每次 10g,每天 3 次,治疗 4 个月。随访 1 年,血压控制在理想范围,睡眠质量尚好。

按　本案高血压合并失眠,症见多梦、心悸健忘为阴血不足;再根据手足心热、大便干结,辨为心肾阴虚;舌红、少苔,脉沉细略数为阴虚内热。故选用酸枣仁汤合黄连阿胶汤加味。方中酸枣仁养心益血,安魂定志;茯苓助酸枣仁安神,又防其滋腻碍脾;白芍、鸡子黄、阿胶滋补阴血;黄连、黄芩、知母清热除烦;龙骨、牡蛎潜阳育阴安神;川芎行气理血;生甘草清热补益,和调阴阳。全方相互为用,故疗效显著。

二、冠状动脉粥样硬化性心脏病

冠状动脉粥样硬化性心脏病是冠状动脉血管发生动脉粥样硬化病变而引起血管腔狭窄或阻塞,造成心肌缺血、缺氧或坏死而导致的心脏病,常常被称为"冠心病"。

冠心病的临床表现主要有以下几点：①典型胸痛。因体力活动、情绪激动等诱发，突感心前区疼痛，多为发作性绞痛或压榨痛，也可为憋闷感。疼痛从胸骨后或心前区开始，向上放射至左肩、臂，甚至小指和无名指，休息或含服硝酸甘油可缓解。胸痛放散的部位也可涉及颈部、下颌、牙齿、腹部等。胸痛也可出现在安静状态下或夜间，由冠脉痉挛所致，也称变异型心绞痛。如胸痛性质发生变化，如新近出现的进行性胸痛，痛阈逐步下降，以至稍事体力活动或情绪激动甚至休息或熟睡时亦可发作。疼痛逐渐加剧、变频，持续时间延长，去除诱因或含服硝酸甘油不能缓解，此时往往怀疑不稳定心绞痛。②需要注意。一部分患者的症状并不典型，仅仅表现为心前区不适、心悸或乏力，或以胃肠道症状为主。某些患者可能没有疼痛，如老年人和糖尿病患者。③猝死。约有 1/3 的患者首次发作冠心病表现为猝死。④其他。可伴有全身症状，如发热、出汗、惊恐、恶心、呕吐等。

冠心病，属于中医胸痹、心痛范畴，是危害老年人健康的疾病之一。失眠，即中医所谓"不寐"，是由于阳不入阴所引起的经常不易入睡为特征的病症，主要表现为睡眠时间、深度的不足，轻者入睡困难，或寐而不酣，时寐时醒，或醒后不能再寐，重则彻夜不寐。冠心病患者因心肌缺血、缺氧而引起的心悸、心前区不适和疼痛，易造成心理负担过重而致失眠，失眠常常导致心悸、气短等症状加重，恶性循环，最终导致病情加重。因此，确保睡眠质量对冠心病患者的健康十分重要。

胸痹的发生多与寒邪内侵、饮食失调、情志失节、劳倦内伤、年迈体虚等因素有关，同时导致失眠因素颇多，如躯体、环境、生物药剂、个人性格特征等，临床最常见的因素是精神紧张、焦虑恐惧、抑郁等。胸痹的主要病机为心脉痹阻，病位在心，涉及肝、肺、脾、肾等脏。失眠病位在心、肝、脾、肾，病机关键在于阳不入阴。冠心病与失眠在病机方面有一定联系，中医的胸痹、心痛疾病可以导致患者机体不适，从而使患者失眠而不得卧。如《灵枢·胀论》云"夫心胀者，烦心短气，卧不安"，而焦虑、不寐等精神因素亦可导致胸痹、心痛的发生，如《诸病源候论·心痹候》说："思虑烦多则操损心，心虚故邪乘之，邪积而不去，则时害饮食，心中愊愊如满，蕴蕴而痛，是谓之心痹。"

中医胸痹心痛疾病"阳微阴弦"与不寐的阴阳失于相交、心神失于濡养、神志不宁是相互影响的。如《金匮要略》云："夫脉当取太过不及,阳微阴弦,即胸痹而痛。"人体的正常生理状态为"昼精夜瞑",睡眠是由阳入于阴,阳不妄动,阴阳调和,所谓失眠即昼不精,夜不瞑。根据经脉循行规律,人体十二经脉循行一周为一天,丑时循行于肝经,"人卧血归于肝",若胸中阳气不足,心阳虚衰,无力推动血脉运行,血行缓慢或凝滞,则心脉不通而致中医胸痹、心痛疾病的发生;或心血不足,则肝亦无所藏,最终导致心不藏神,肝不藏魂,神魂不藏,则失眠不安;或心阴不足,阴不敛阳,心火偏旺,上扰心神,也可导致失眠。

名医诊治经验——刘春甫教授

（1）临证经验

冠心病与失眠的病位都在心,失眠属中医学不寐范畴,冠心病属胸痹、心痛范畴,二者同属心系疾病,不寐引发心神失养而又加剧冠心病的临床症状。失眠是影响心血管疾病发生、发展及预后的重要危险因素,良好的睡眠对疾病的恢复具有重要作用,二者之间易形成心绞痛——烦躁失眠——心肌缺氧——心绞痛——烦躁失眠的恶性循环。

刘春甫在临床中秉承前人经验以酸枣仁汤合丹参饮为主清热养血、行气安神,佐以活血化瘀之药治疗冠心病心肌缺血伴失眠。酸枣仁汤,最早叫作"酸枣汤",见于东汉张仲景所著《金匮要略》一书,"血痹虚劳病脉证并治"云："虚劳虚烦不得眠,酸枣仁汤主之。"指出肝血不足、虚热烦躁的不寐治以养血安神,清热除烦。酸枣仁汤方中重用酸枣仁,其质甘酸,入心、肝经,达到养血安神、补肝宁心之功;知母滋阴润燥、清热除烦;茯神化痰养心安神;川芎与酸枣仁相伍,以其辛散之功,达调肝血助养心之效;炙甘草和中缓急,调和诸药。丹参饮出自《时方歌括》,药物有丹参、檀香、砂仁,丹参入心经,可除烦安神,既能活血又能养血以安神定志;檀香芳香辛行,有行气止痛之功;砂仁辛散温通,气味芬芳有行气温中之效;丹参饮佐檀香、砂仁,行气止痛之力较优,但行气而又不伤阴。因其配伍精当,故刘春甫老师灵活变通,广泛应用于中老年胸痹伴不寐,临床中凡是有心悸,胸闷不舒,虚烦不寐,气短乏力,稍劳累则加重,有时怕冷,面色偏白或紫暗,或口唇青紫,脉沉细弱或沉迟而涩等症状就以酸枣仁汤合丹参饮为基础方加减治疗。

（2）用药经验

基本方药：刘春甫临床中对于冠心病心肌缺血伴失眠的患者，以酸枣仁汤和丹参饮为基础方。

处方：酸枣仁 30g，川芎 20g，知母 10g，茯神 15g，丹参 30g，檀香（后下）10g，砂仁（后下）10g，炙甘草 5g。

水煎服，每日 1 剂，午、晚温服，分别于午饭后 20 分钟和晚上睡前 60 分钟各服 1 次。

加减变化：临床中患者病情复杂，症状多样，刘春甫在临床上遣方用药灵活多变，有如下规律：心烦易怒，口干苦者加栀子 10g、竹叶 10g、淡豆豉 20g，或莲子心 12g、连翘 9g、龙胆草 15g；情绪抑郁不舒者加合欢花 30g、香附 15g、醋郁金 15g；气短乏力倦怠，动则汗出者选加党参 15g 或太子参 30g、龙眼肉 20g、枸杞子 15g；兼胸闷脘痞，泛酸嗳气，口苦，舌苔黄腻者常加胆南星 12g、竹茹 6g、黄连 9g、连翘 12g、法半夏 15g；视力模糊加沙苑子 15g，枸杞子 10g、密蒙花 10g；兼头晕头疼者选加天麻 12g、钩藤（后下）12g；兼腰膝酸软，头晕耳鸣者加熟地黄 12g、山药 12g、山茱萸 12g、磁石（先煎）20g、朱砂（冲服）2g；下肢酸软不适加木瓜 15g、怀牛膝 15g；兼潮热盗汗，手足心热，脸发热者选加仙茅 15g、淫羊藿 15g、当归 12g、黄柏 9g、百合 30g、生地黄 15g、墨旱莲 15g、女贞子 15g；兼有出汗多，怕风，易感冒者加黄芪 20g、防风 15g、白术 15g 或浮小麦 30g、麻黄根 15g、煅牡蛎 30g；血糖高者常用黄连 10g、玄参 10g、麦冬 20g、生地黄 15g；高脂血症加生山楂 30g、生麦芽 20g、茵陈 10g、泽泻 20g、草决明 15g 以降血脂。

特殊用法：所有患者均可根据失眠症状的轻重缓急，酌加养心安神或重镇安神药，前者用药如合欢花 30g、柏子仁 15g、首乌藤 30g、远志 20g、石菖蒲 20g、琥珀（冲服）5g 等；后者如龙齿（先煎）15g、珍珠母（先煎）20g、龙骨 30g、牡蛎 30g 等。

刘春甫对酸枣仁使用剂量为 15～60g，现代研究发现，酸枣仁皂苷作为酸枣仁的主要有效成分之一，具有特殊的催眠作用，大剂量应用酸枣仁更能起到宁心安神之效，临床使用中尚未见特殊不良反应。关于酸枣仁是生用还是炒用，刘春甫认为临床生用与炒用效果一样，关于《景岳全书》云"多眠者生用,不眠者炒用",还没有找到证据。

琥珀甘平,归心、肝、膀胱经,有镇惊安神,活血散瘀,利尿通淋之功效。琥珀一般以丸、散剂多用,每次 3 ~ 5g。刘春甫临床多为药汤送服,最多可用到 5 ~ 8g,大剂量的琥珀治疗失眠日久导致的心神不宁,心悸失眠,健忘的患者。因其入心经且质重,起到镇心安神,效果显著。而且,刘春甫常常会同时配伍龙骨和牡蛎这个对药,因其质重能镇,达重镇以安神之效,用治心神不安,惊悸怔忡,失眠多梦等症,龙骨、牡蛎有收敛招纳之功,并称之为"引阳入阴",治疗不寐证多有奇效。

此外,刘春甫在治疗过程中注重调护脾胃,对不寐日久不愈者,慎用苦寒及阴凉滞胃之品;酌情配伍理气和胃之品,如佛手、郁金、合欢花等;酌情配伍养胃健脾之品,如砂仁、白豆蔻、焦神曲、焦麦芽、焦山楂,以达到顾护中州,调养脾胃之效。

注意事项:刘春甫特地嘱失眠患者晚餐要清淡,忌饱食、饥饿,亦不宜大量饮水和进食浓茶、咖啡等;注意饮食结构和食物寒热温凉的平衡,忌过食温燥伤阴或寒凉伤胃之品,养成良好的睡眠习惯;调畅情志保持心情愉悦,劳逸结合,养成规律的作息制度;睡前避免从事紧张和兴奋的活动,养成定时就寝的习惯,另外注意睡眠环境的安宁,床铺要舒适、枕头高低适中、被褥适当、卧室光线要柔和,并努力减少噪声等,去除各种可能影响睡眠的外在因素;注重睡前睡意的培养,睡前喝一杯热牛奶或一杯加一汤勺白醋的温开水,亦有助于睡眠。

医案精选

◎案

魏某,女,58 岁。2014 年 4 月 19 日初诊。主诉:心悸、胸闷、疼痛反复,伴有烦躁失眠近 1 个月,眩晕,咽干口燥,大便偏干,曾查心电图,显示 ST – T 改变,服用倍他乐克(美托洛尔)、鲁南欣康(单硝酸山梨醇)等药物治疗而无明显效果。症见:舌质暗红,苔薄黄,脉弦细。当日复查心电图示 ST – T 改变(V4 – V6),ST – T 段下移近一格(0.1mV)。诊断为"冠心病心肌缺血",属肝郁血虚、心神失养之证,法用行气止痛、养心安神,方用酸枣仁汤合丹参饮。

处方:炒酸枣仁30g,茯神15g,川芎20g,知母12g,天麻10g,丹参30g,檀香(后下)5g,砂仁(后下)10g,远志15g,生地黄10g,麦冬10g,琥珀(冲服)5g,炙甘草5g,酒大黄5g。水煎服,每日1剂,早、晚温服,共5剂。

二诊:2014年4月24日。胸闷之状减轻,失眠之状犹在,但烦躁稍减,大便正常,继之对原方进行加减,去酒大黄加首乌藤30g,又服用1周,心悸胸闷,烦躁失眠症状改善。连续服用4周,患者不适症状基本消失,复查心电图示大致正常。后又服2周汤药以巩固疗效。

按 患者心悸胸闷疼痛不适伴烦躁失眠,属中医"胸痹""不寐"病症。老年人生理功能的低下,气血津液皆趋于不足,从而进一步影响机体内脏的功能活动,使之紊乱或功能降减。其病机为气血运行不畅,脏腑失于濡养而出现心悸胸闷不适,眩晕及咽干口燥等症状。脏腑功能失调而出现阳不入阴,从而引发失眠。加之情志不畅,肝郁气滞而引起心悸胸闷不适等症状加重。治方以酸枣仁汤合丹参饮为基础行气止痛、养心安神。方中酸枣仁味酸,补肝之阴血;知母味苦入肺、胃、肾经,性寒滋阴清虚热,从而清心除烦安神;茯苓、甘草味甘淡归脾,培补中焦;川芎入肝经通畅气血。可见,此方不仅调肝,而且心、肝、脾、肾同治。丹参饮中重用丹参,活血祛瘀止痛;檀香善行胸膈脾胃之气;砂仁和胃行气诸药合用,共行活血祛瘀、行气止痛之功,加天麻配伍川芎为《普济方》中天麻丸,主治眩晕;加生地黄、琥珀、远志清热镇惊安神。临床辨治中,以酸枣仁汤为主方,兼证合他方并治,体现了刘春甫整体观念在中医治疗中的特色。

◎案

范某,男,64岁。2010年5月19日初诊。主诉:胸痛胸闷伴有烦躁失眠,头目眩晕,心悸盗汗,咽干口燥,1个月有余,曾查心电图,显示ST-T改变,服用倍他乐克等药物治疗而无明显效果。症见:舌质暗红,苔薄黄,脉弦或细弱。故证属肝郁血虚、心神失养。法用疏肝养血、养心安神。方用酸枣仁汤。

处方:酸枣仁(微炒)30g,党参15g,茯苓15g,川芎15g,知母12g,甘草6g,柴胡12g,丹参15g,远志15g,当归12g,生地黄10g,麦冬10g。每日1剂,共6剂。

二诊:胸闷之状减轻,失眠之状犹在,但烦躁减轻。继之对原方进行加减,又连续服用 3 周,胸痛胸闷明显改善,而烦躁失眠症状消失。

按 冠心病,中医称胸痹、心痛,是危害老年人健康的可怕疾病之一。患者除了要承受疾病本身带来的躯体痛苦之外,由于基本上属于终身性疾病,病程长,易反复,更易伤肝损脾劳心而伴发失眠,因而还要常常承受因冠心病引发的失眠带来的痛苦。由于冠心病本身所导致的肢体疼痛会造成入睡困难、睡眠质量不高;加上患者对疾病的担忧会造成沉重的心理压力,进而影响睡眠质量;再加上因为长期的病痛折磨会使生活节律发生改变,因而造成冠心病失眠在临床上非常多见。冠心病患者因为自己处在失眠状态而出现焦虑情绪,这样使大脑兴奋、脑血流量增加、冠脉血流量减少,与此同时,机体的耗氧量也在增加,冠心病患者因心肌缺血、缺氧而引起的心悸、心前区不适和疼痛,易造成心理负担过重而致失眠。失眠常常导致心绞痛程度加重,心绞痛又加重失眠,恶性循环,最终导致病情加重。因此,确保睡眠质量对冠心病患者的健康十分重要。

在中医学看来,人们的睡眠与觉醒之间存在着天人相应、天人合一的道理。《灵枢·口问》云:"阳气尽,阴气盛,则目瞑;阴气尽而阳气盛则寤矣。"因为阳主昼,主兴奋;阴主夜、主安静。人体之卫气白天行于阳分,阳气盛,人就清醒;夜间行于阴分,阴气盛,人就睡眠。卫气不断地由阳入阴,再由阴入阳,故人有交替的寤寐。可见,人体正常的睡眠与清醒是阴阳不断消长盛衰的结果。一旦这个过程遭到破坏,便会出现异常现象。如卫气不入于阴而留于阳,则阳气盛阴气虚,可出现不寐;卫气留于阴而不得行于阳,则阴气盛阳气虚,可见嗜睡。这是睡眠的机制及失眠嗜睡证治的理论依据之一。造成失眠的原因虽多,但不外虚、实两种。如《景岳全书·不寐》所论:"不寐证虽病有不一,然惟知邪正二字则尽之矣。盖寐本乎阴,神其主也,神安则寐,神不安则不寐;其所以不安者,一由邪气之扰,一由营气之不足耳。"一般而言,由于情志所伤,肝气郁结,心火偏亢,气滞血瘀,或痰火内扰,胃气不和致令脏腑气机升降失调,阴阳不循其道,阳气不得入于阴,心神不安所致者多为实证失眠;若因老年体衰,气血不足,或病后气血亏损,阴阳失调,或思虑过度,劳伤心脾,致令心失所养,神无所主,或血虚胆怯,肝失所养,或心肾不交,虚火上扰所致者,多为虚证失眠。但在一定条件下,虚实可以相互转化,彼此相互影响,形成顽固性失眠。总之,脏腑功能紊乱、邪气阻滞、气血阴阳平衡失调、神志不宁是发生失眠的基本病机。而冠心病失眠,则主要是因为阳盛阴虚、阴阳不交所致。清代医家林佩琴《类证治裁》指出:"阳气自动而之静则寐;阴气自静而之动则寤。不寐者,病在阳不交阴也。"况且,失眠又与人们的心理、心境、情绪密切相关,《素问·灵兰秘典论》云:"心者,君主之官,神明出焉。"《灵枢·口问》:"悲哀愁忧则心动,心动则五脏六腑皆摇。"悲哀愁忧等情志致病,对内脏的影响各有所应,心为五脏六腑之大主,七情内伤,心为先导,心神损伤而后涉及其他脏腑。《类经》云:"心为五脏六腑之大主,而总统魂魄,兼该志意,故忧动于心则肺应,思动于心则脾应,怒动于心则肝应,恐动于心则肾应,此所以五脏惟心所使也。""情志之伤,虽五脏各有所属,然求其所由,则无不从心而发。"清·费伯雄《医醇剩义》也说:"然七情之伤,虽分五脏而必归本于心。"所以生理上的心病必然导致心理上的心病。"心动则五脏六腑皆摇",于是,恼怒伤肝,肝失疏泄,气机郁滞,化火伤阴,肝阴亏虚,心失所养。再加上忧愁思虑,肝气郁结,肝气横逆,脾失健运,生化乏源,气血不足,心神失养。总之,冠心病失眠的病机在于心脉痹阻,肝失条达,心血亏虚,虚火上扰。治以活血通痹,疏肝理气,养心安神。

酸枣仁汤,最早叫作"酸枣汤",见于东汉张仲景所著《金匮要略》一书。其中记载:"虚劳虚烦不得眠,酸枣仁汤主之。"也就是说,本方是治疗因虚烦所致失眠。中医理论认为,"心藏神","肝藏魂",失眠与心肝二脏关系最为密切。"肝主藏血",血虚生内热,虚热内扰,加之血虚不能养心,则神魂不宁,所以心烦不得眠。因此,酸枣仁汤主治的失眠属于肝血不足,虚热内扰,血不养心而致,失眠者常伴有心悸盗汗、头晕目眩、咽干口燥、脉细弦等症状。方中酸枣仁性平,味甘、酸,能补血养肝,益心安神,敛汗;川芎,性温,味辛,既能活血又能行气,能调血疏肝;知母,性寒,味苦,质润,能清热降火,滋阴除烦;茯苓,性平,甘淡无味,能宁心安神;甘草清热,调和诸药。诸药相配,滋阴养血,清热降火,调血疏肝,安神除烦,以治疗肝血不足,虚热内扰,肝阳上旋而致虚烦不得眠等症。酸枣仁汤不仅为治疗肝血不足引起的失眠提供了有效的方剂,而且开创了"养血调肝安神法"治疗肝血不足失眠的治疗原则,用之收效明显,如响斯应。

◎案

杨某,男,56 岁。2004 年 3 月 20 日初诊。患者有冠心病多年,近半年来病情加重而前来诊治。症见:胸闷,气窜胁肋,叹息则舒,心胸疼痛需拍打缓解,失眠多梦,急躁易怒,饮食不佳,困倦,大便干结,舌红、苔薄,脉沉细。证属阴血不足,心气郁滞。治以滋补阴血,行气解郁。方予酸枣仁汤合枳实薤白桂枝汤加味。

处方:酸枣仁(研粉吞服、煎服各半)48g,知母、桃仁、厚朴各 12g,薤白 24g,茯苓、桂枝各 6g,瓜蒌、川芎各 15g,红参 10g,枳实 4g,生甘草 3g。6 剂,每日 1 剂,水煎,分 3 次服。

二诊:胸闷,心胸疼痛减轻,前方又服 6 剂。

三诊:胸闷、心胸疼痛已除,失眠好转,守前方续服 6 剂。后以此方加减又服 40 余剂,诸症基本消除,为巩固疗效,前方研粉为丸,每次 1 丸,每天 3 次,口服,治疗 3 个月。随访半年,诸症悉除。

按 本案气窜胁肋,心胸疼痛需拍打而缓解,辨证属心气郁滞。据其失眠多梦,急躁易怒,当辨为阴血虚,故用酸枣仁汤合枳实薤白桂枝汤加味。方中酸枣仁养心益血安神;茯苓益气健脾,生化气血,兼制酸枣仁之腻;知母清热除烦;枳实、厚朴行气下气;薤白开胸解郁通阳;瓜蒌清热化痰宽胸;川芎、桃仁活血化瘀,行气止痛;桂枝通阳散瘀止痛;红参益气补虚;生甘草清热和调诸药。全方相辅相成,疾病得以治愈。

三、室性期前收缩

或在窦房结冲动尚未抵达心室之前,由心室中的任何一个部位或室间隔的异位节律点提前发出电冲动引起心室的除极,称为室性期前收缩。临床症状有很大的变异性,从无症状,轻微心悸不适,到期前收缩触发恶性室性心律失常致晕厥或黑蒙,且其临床症状与预后并无平行关系。在中医证属心悸范畴。

正常人与各种心脏病患者均可发生室性期前收缩。正常人发生室性期前收缩的机会随年龄的增长而增加。心肌炎、缺血、缺氧、麻醉、手术和左室假腱索等均可使心肌受到机械、电、化学性刺激而发生室性期前收缩。洋地黄、奎尼丁、三环抗抑郁药中毒发生严重心律失常之前常先有室性期前收缩出现。电解质紊乱、精神不安、过量烟、酒、咖啡亦能诱发室性期前收缩。室性期前收缩常见于冠心病、心肌病、风湿性心脏病与二尖瓣脱垂患者。

室性期前收缩最常见的症状是心悸。这主要由于期前收缩后的心脏搏动增强和期前收缩后的代偿间歇引起。有时患者会有心前区重击感及头晕等感觉。心悸往往使患者产生焦虑，而焦虑又可使儿茶酚胺增加，使室性期前收缩更为频繁，这就产生了恶性循环。如果室性期前收缩触发其他快速性心律失常则可出现黑蒙及晕厥症状。

期前收缩型心律失常属心悸之怔忡，其病机以阴血亏虚为本，痰浊瘀血为标。《济生方》指出："怔忡者，此心血之不足也。"《丹溪心法·惊悸怔忡门》指出："怔忡者血虚，怔忡无时，血少者多。有思虑便动，属虚。时作时止者，痰因火动。"《证治汇补·惊悸怔忡》亦指出："人之所主者心，心之所养者血，心血一虚，神气失守，神去则舍空，舍空则郁而停痰，痰居心位，此惊悸之所以肇端也。"心主血，肝藏血，二者密切相关。肝的藏血功能，主要体现于肝内必须贮存一定的血量，以制约肝的阳气升腾，勿使过亢，以维护肝的疏泄功能，冲和条达。室性期前收缩久治不愈，加之精神压力大，思虑过度，劳伤心脾，致心血亏耗更甚肝不能贮存充足的血量，则肝之阳气升腾，肝失条达，阴血虚而阳浮，肝气郁而化火，故出现面红、烦躁、失眠、自汗、舌红苔黄或少苔等症。酸枣仁汤功擅养肝血、安心神、清热除烦，用于本证尤为合适，亦符合"虚则补其母"之治则。各种器质性心脏病及自主神经功能紊乱所致的房性或室性期前收缩、心动过速、心房纤颤等，只要出现失眠、烦躁、舌红苔黄或少苔等症，投之本方皆可获良效。应用时，酸枣仁用量宜大，一般用至 40～60g，量小效果不佳。如兼气阴虚者，加人参、黄芪、麦冬；兼痰浊者，加瓜蒌；兼瘀血者，加丹参、䗪虫；心率慢者，加黄连；心率快者，加苦参。

医案精选

◎案

王某，女，33 岁。患者于半年前曾因咽痛、咳嗽、发热，在某医院诊断为"上呼吸道感染，病毒性心肌炎"，经治疗病情好转，但遗留频发室性期前收缩,曾应用静脉滴注利多卡因,口服胺碘酮等多种药物治疗,效果不佳,乃于1992年11月7日来医院就诊。症见:心悸不安,气短乏力,胸满闷痛,失眠,舌红、苔薄白,脉数促。查体温及 BP 正常,HR 82 次/分,咽无充血,甲状腺不大,颈静脉无怒张,两肺呼吸音清晰,心界无扩大,HR 82 次/分,律不齐,可闻及频繁的期前收缩,心尖部有Ⅱ级收缩期吹风样杂音,柔和且局限。腹软,肝脾不大,双下肢无水肿。血常规、血沉及肝功能、肾功能检查均正常,胸部 X 线片无异常。心电图示窦性心律,频发室性期前收缩呈三联律,拟诊为病毒性心肌炎,频发室性期前收缩。治以养心安神,兼祛痰化瘀。方用酸枣仁汤加味。

处方:酸枣仁 30,茯苓 16g,川芎 15g,炙甘草 15g,知母 10g,延胡索 30g,麦冬 40g,牡丹皮 15g,半夏 15g。水煎服,每日 2 剂,每剂煎 2 次,每日服 4 次,连服 3 天。

二诊:11 月 10 日。自觉胸闷、胸痛减轻,心悸失眠好转,间歇脉消失,心脏听诊 2 分钟以上未发现室性期前收缩,心电图恢复正常,继续拟前方 3 剂,分 2 天服,每日服 1 剂半。

三诊:11 月 12 日。症状消失,心脏听诊 2 分钟以上未发现室性期前收缩,心电图正常,继以原方每日服 1 剂,以巩固疗效。3 周后于活动前、后做心电图及心脏听诊 2 分钟以上,未发现室性期前收缩,2 个月后随访未复发。

按 室性期前收缩与中医学的心悸、结代脉等证候的记载相符;室性期前收缩属于主动性异位搏动,引发室性期前收缩的原因很多,可发生在心肌病变、缺氧、电解质紊乱、感染、神经功能失调等。病因不同,但基本病变均与心肌细胞膜电位的不稳定性、细胞内外离子的分布及浓度,细胞代谢以及细胞膜本身的改变有关,心室局部自律性过高或因在心室内有兴奋折返形成异位兴奋灶所致。中医认为本病以虚为本、兼见痰结、气滞血瘀为临床特点、本案有心悸不安、气短乏力、胸满闷痛、失眠、歇止脉(促、结、代脉)。以虚为本,虚可致瘀,心虚则动悸不安、虚烦不寐,气短无力。心主血脉,气为血帅,气不足则气血运行无力,血脉瘀阻,气行不畅,气血瘀滞,瘀可致乱;故脉歇止不齐。瘀则气滞,气滞生痰,痰气郁结胸中,壅遏阳位而致胸闷胸痛。本病属本虚标实,治以养心安神,消痰化瘀。基本方用酸枣仁汤加味,方中酸枣仁养心安神为主;配茯苓安神益心脾;炙甘草、麦冬补心润肺;知母润心肺;川芎活血化瘀;延胡索行气化瘀血,牡丹皮清热化瘀;半夏化痰散结。诸药合用,既养心安神以扶正固其本,又除痰、气、血之瘀滞以治标,如此标本兼顾使心脉通畅无阻,心律得以转复,心动悸自消。本方对顽固性频发甚至呈二联律、三联律的室性期前收缩疗效满意,总有效率为89.80%。但是室性期前收缩原因复杂,临床并发症也较多,故使用本方需脉证合参,随症加减,同时积极治疗原发病,有利于巩固疗效。

◎案

某,女,54岁。患冠心病10余年,1995年6月15日出现胸中憋闷、疼痛、心悸。ECG示:①二、三、aVF导联ST段下移0.05~0.075mV,T波倒置;②多个导联出现宽大畸形QRS波,其前无相关P波。诊断:冠心病,心绞痛,频发室性期前收缩。予以静脉滴注复方丹参注射液、改良后极化液,口服生脉散加味及西药心律平(普罗帕酮),治疗半个月,病情未减,且出现心率时慢时快,但以心动过缓为主,慢时心率50~54次/分,甚者心率48次/分,伴有插入性室性期前收缩。转上级医院诊治,经心电监护,静脉滴注硝酸甘油等药,口服阿托品,治疗3周,病情日重。因心率45~48次/分,有关专家建议安装起搏器,患者拒绝,转求服中药。刻诊:患者胸闷心悸,头晕,精神紧张,烦躁失眠,口苦,口唇紫暗,舌红、苔黄、少津,脉弦迟结代。辨证属阴血亏虚,阳热亢浮,心血瘀阻。治以养血安神、清热活血。方用酸枣仁汤加减。

处方:酸枣仁(炒)45g,知母12g,黄连10g,川芎15g,茯苓10g,甘草6g,瓜蒌15g,丹参20g。1剂,水煎服。

服药当夜,眠安,烦躁、心悸减。翌日要求继服服药3剂,心悸大减,HR 56次/分,期前收缩明显减少。原方继进30剂,HR 68次/分,心律规整,病告痊愈,随访2年未复发。

◎案

某,女,53岁。阵发性心悸3年,加重1个月。患者3年前出现胸中憋闷、疼痛、阵发性心悸。ECG示:①冠状动脉供血不足;②室性期前收缩。经用西药治疗,胸闷痛缓解,阵发性心悸反复发作。3年来,曾在省、地级医院住院治疗 3 次,室性期前收缩仍发作频繁,每天均需用胺碘酮等抗心律失常药维持。近 1 个月加重,来院就诊,见其面色微红,语音低怯,形体肥胖,心烦失眠,每夜只能睡 2～3 小时,胸闷心悸时作,劳累后加重,舌质暗红,舌尖无苔,中根部微黄腻,脉弦而结。查 BP 140/90mmHg,双肺(－),HR 82 次/分,心律不齐。ECG 示:①多发性室性期前收缩(二联律);②冠状动脉供血不足。辨证属血虚阳浮,气阴两虚,痰瘀内阻。治以养血安神、益气养阴、活血化瘀。投酸枣仁汤加味。

处方:酸枣仁45g,川芎15g,知母10g,人参10g,麦冬30g,五味子15g,瓜蒌15g,丹参30g,茯苓12g,甘草6g。水煎 2 次,两煎混合,早、晚分 2 次服。

服药 10 剂,心悸减轻,每夜能睡 5～6 小时,精神转佳,每 8～20 次心跳后出现 1 次期前收缩。服药 26 剂,睡眠正常,期前收缩偶发,全身有力,舌质红,苔薄黄。原方继进 30 剂,期前收缩消失,病愈,随访未发。

四、窦性心动过速

在成年人当由窦房结所控制的心率其频率超过 100 次/分时称为窦性心动过速。中医证属心悸范畴。

病因:①生理因素。影响心率的因素很多,如正常人体力活动、情绪激动、饱餐、饮浓茶、咖啡;吸烟、饮酒等可使交感神经兴奋,心跳加快。体位改变如立位时交感神经兴奋,心率也加快;卧位时心率则减慢。生理因素所致的窦性心动过速常为一过性,持续时间较短。②病理因素。心力衰竭,尤其在心力衰竭的早期,心率常增快;甲状腺功能亢进,大多数甲亢患者有窦性心动过速,心率一般在 100～120 次/分,严重者心率可达到 120～140 次/分;急性心肌梗死,在急性心肌梗死病程中,窦性心动过速的发生率可达到30%～40%;休克,可引起窦性心动过速,在轻度休克时心率可达 100 次/分以上;重度休克时心率更快,可大于 120 次/分;急性心肌炎,多数患者可出现与体温升高不成比例的窦性心动过速;其他器质性心脏病,均可出现窦性心动过速;其他,如贫血、发热、感染、缺氧、自主神经功能紊乱、心脏手术后等,均可出现窦性心动过速;药物,如肾上腺素类、阿托品类也能引起窦性心动过速。

临床表现：①心悸，或出汗、头昏、眼花、乏力，或有原发疾病的表现。②可诱发其他心律失常或心绞痛。③心率多为 100～150 次/分，大多心音有力，或有原发性心脏病的体征。

治疗原则主要为消除诱因，治疗原发病以及对症处理。由生理或心外因素所致者，大多不需特殊治疗。

医案精选

◎案

某，女，34 岁。2007 年 11 月 2 日初诊。症见：倦怠无力，面色不华，舌质红、少苔，脉细数。查体：神志清楚，甲状腺正常，体温 36.5℃，呼吸 22 次/分，BP 120/90mmHg，HR 110 次/分，律齐，各瓣膜未闻及病理性杂音，肺呼吸音正常，肝、脾未触及，肾区无叩击痛，双下肢无水肿。肝功能及血清钾、钠、氯、钙均正常，T3、T4、心肌酶谱均正常，心脏及腹部超声未见异常。心电图示：窦性心动过速。中医诊断为心悸。辨证为真阴不足，营血虚弱，心失濡养。治以滋阴养血，安神定悸。方用酸枣仁汤加味。

处方：酸枣仁 60g，茯苓（朱砂拌）30g，知母 10g，川芎 6g，甘草 6g，黄芪 30g，党参 18g，生地黄、熟地黄各 20g，麦冬 30g，黄连 6g，琥珀 6g，生龙骨、生牡蛎各 30g（先煎），龙齿 12g（先煎），每日 1 剂，水煎分早、晚 2 次服。

服 6 剂后精神好转，症状减轻，HR 90 次/分。嘱患者守方继服 6 剂，复查：HR 70 次/分，心电图正常，诸症悉除。

按 酸枣仁汤有养心安神、清热除烦之功。方中酸枣仁入心、肝二经，平肝养血宁心，味酸敛阴止汗，补肝血，养心血；川芎辛温，芳香行气活血，通达肝气；茯苓补脾通阴，助酸枣仁安神；知母滋阴泻肾火，清热润燥除烦并缓川芎之辛燥，为佐药；甘草和中缓急，且防川芎疏肝泻气。

第三节 消化系统疾病

一、泄泻

泄泻是指排便次数明显超过平日习惯的频率,粪质稀薄,水分增加,每日排便量超过 200g,或含未消化食物或脓血、黏液。腹泻常伴有排便急迫感、肛门不适、失禁等症状。有急性与慢性之分。起病急,可伴发热、腹痛。病变位于直肠和(或)乙状结肠的患者多有里急后重,每次排便量少,有时只排出少量气体和黏液,粉色较深,多呈黏冻状,可混血液。小肠病变的腹泻无里急后重,粪便不成形,可成液状,色较淡,量较多。慢性胰腺炎和小肠吸收不良者,粪便中可见油滴,多泡沫,含食物残渣,有恶臭。霍乱弧菌所致腹泻呈米泔水样。血吸虫病、慢性痢疾、直肠癌、溃疡性结肠炎等病引起的腹泻,粪便常带脓血。

西医对本病的治疗:①病因治疗。抗感染治疗根据不同病因,选用相应的抗生素。其他如乳糖不耐受症不宜用乳制品,成人乳糜泻应禁食麦类制品。慢性胰腺炎可补充多种消化酶。药物相关性腹泻应立即停用有关药物。②对症治疗。一般治疗纠正水、电解质、酸碱平衡紊乱和营养失衡。酌情补充液体,补充维生素、氨基酸、脂肪乳剂等营养物质。黏膜保护剂双八面体蒙脱石、硫糖铝等。微生态制剂如双歧杆菌可以调节肠道菌群。止泻剂根据具体情况选用相应止泻剂。其他 654 - 2、溴丙胺太林、阿托品等具解痉作用,但青光眼、前列腺肥大者、严重炎症性肠病患者慎用。

中医认为,泄泻是以大便次数增多,粪质稀薄,甚至泻出如水样为临床特征的一种胃肠病症。病因有感受外邪,饮食所伤,情志失调,脾胃虚弱,命门火衰等。这些病因导致脾虚湿盛,脾失健运,大小肠传化失常,升降失调,清浊不分,而成泄泻。病位在脾、胃、肠。辨证要点以辨寒热虚实、泻下物和缓急为主。治疗应以运脾祛湿为原则。急性泄泻重用祛湿,辅以健脾,再根据寒湿、湿热的不同,分别采用温化寒湿或清化湿热之法。慢性泄泻以脾虚为主,当予运脾补虚,辅以祛湿,并根据不同证候,分别施以益气健脾升提,温肾健脾,抑肝扶脾之法,久泻不止者,尚宜固涩。同时还应注意急性泄泻不可骤用补涩,以免闭留邪气;慢性泄泻不可分利太过,以防耗其津气;清热不可过用苦寒,以免损伤脾阳;补虚不可纯用甘温,以免助湿。

医案精选

◎案

王某,男,32 岁。2005 年 11 月 20 日初诊。患者因情志不遂致食后腹泻腹痛 1 月余,近日加剧,乏力,大便溏泄,质稀呈稀糊状,不成形,日 2~3 行,伴肠鸣,纳少,寐差,小便数,舌淡苔薄白,脉细弦。肠镜示:正常肠黏膜。本病的病因为:情志不遂,病机在于脾虚肝郁,肝脾不和,病位在肠。肝性喜条达,恶抑郁,患者情志不畅,肝失条达,肝气横逆则脘腹疼痛;肝藏魂,肝失条达则魂不安于宅致寐差;见肝之病知肝传脾致脾气虚,则乏力、纳少;脾虚运化水湿不利致水饮凝聚成痰停聚于肠中,则腹泻、肠鸣;小便数,证属肝郁乘脾,痰饮水走肠间所致。故用疏肝健脾、涩肠止泻之酸枣仁汤加减治疗。

处方:酸枣仁、生牡蛎各 30g,茯苓 20g,炙甘草 6g,黄芪、石榴皮各 15g,党参 12g,白术、川芎、生山楂、知母、神曲、蝉蜕、防风、乌梅、五味子、补骨脂各 9g。

其主要功效为柔肝缓急以减缓肠蠕动,分利小便,滑脱者宜固涩。6 剂,水煎服,药尽泄止而愈。

按 酸枣仁汤源于《金匮要略·血痹虚劳病脉证并治》:"虚劳虚烦不得眠,酸枣仁汤主之。"以酸枣仁为君药,配伍川芎、知母、茯苓、甘草组方。方中重用酸枣仁,性酸甘温而润,入心肝经,宁心,酸收涩,香醒脾,养血柔肝安神,收敛固涩,为君药;知母性苦寒滑,上清肺金而泻火,泻胃热,下润肾燥而滋阴,泻火补水,滋阴清热除烦,润燥滑肠,为臣药;佐以川芎性辛温升浮,润肝燥而补肝虚,肝以泻为补,所谓辛以散之,辛以补之。调畅气机,疏达肝气,与君药相配,酸收辛散并用,相反相成,以柔肝缓急;茯苓性甘温,益脾助阳,宁心安神,健脾渗湿以利小便;炙甘草味甘气温,和中缓急,为使药,与君药相配以减缓胃肠蠕动;石榴皮性酸涩而温,能涩肠,止泻痢;党参性甘苦微凉,健脾益气;白术苦燥湿,有补脾燥湿之功。

《黄帝内经》曰:脾苦湿,急食苦以燥之。甘补脾,温和中。燥湿则能利小便,生津液。《本草会编》汪机曰:用白术以除其湿,则气得周流,而津液生矣。《水火相激则肠鸣》:白术止泄泻,凡水泻,湿也;焦山楂性酸甘咸温,消食化积,涩肠止泻;神曲性辛散气,甘调中,温开胃,化水谷;生牡蛎咸以涩肠,固大小肠,并可镇静安神;乌梅性酸涩而温,急食酸以收之,涩肠;黄芪甘、温,健脾补气。《汤液本草》王好古曰:黄芪实卫气,是表药,益脾胃,是中州药;补肾元,是里药;五味子性温,补肺肾,五味俱备,酸咸为多,故可收敛肺气而滋肾水,肺与大肠相表里,从而达到涩肠固脱的作用;防风性辛甘微温,为祛风之要药,胜湿止泻;蝉蜕乃土木余气所化,其气清虚而味甘寒,其体轻浮,故与五味子、防风、黄芪相配具有抗应激、抗过敏的作用。诸药合用,共奏涩肠止泻、健脾补肾、宁心安神之功。

二、糖尿病

糖尿病是一组以高血糖为特征的代谢性疾病。高血糖则是由于胰岛素分泌缺陷或其生物作用受损,或两者兼有引起。糖尿病时长期存在的高血糖,导致各种组织,特别是眼、肾、心脏、血管、神经的慢性损害、功能障碍。中医属于消渴病范畴。

消渴病是由于先天禀赋不足,复因情志失调、饮食不节等原因所导致的以阴虚燥热为基本病机,以多尿、多饮、多食、乏力、消瘦,或尿有甜味为典型临床表现的一种疾病。

消渴病是一种发病率高、病程长、并发症多,严重危害人类健康的病症,近年来发病率更有增高的趋势。中医药在改善症状、防治并发症等方面均有较好的疗效。

在世界医学史中,中医学对本病的认识最早,且论述甚详。消渴之名,首见于《素问·奇病论》,根据病机及症状的不同,《黄帝内经》还有"消瘅"膈消"肺消""消中"等名称的记载。

《黄帝内经》认为五脏虚弱,过食肥甘,情志失调是引起消渴的原因,而内热是其主要病机。《金匮要略》立专篇讨论,并最早提出治疗方药。《诸病源候论·消渴候》论述其并发症说:"其病变多发痈疽。"《外台秘要·消中消暑肾消》引《古今录验》说:"渴而饮水多,小便数,无脂,似麸片甜者,皆是消渴病也。"又说"每发即小便至甜","焦枯消瘦",对消渴的临床特点做了明确的论述。刘河间对其并发症做了进一步论述,《宣明论方·消渴总论》说消渴一证"故变为雀目或内障",《儒门事亲·三消论》说"夫消渴者,多变聋盲、疮癣、痤疿之类","或蒸热虚汗,肺痿劳嗽"。《证治准绳·消瘅》在前人论述的基础上,对三消的临床分类做了规范,"渴而多饮为上消(经谓膈消),消谷善饥为中消(经谓消中),渴而便数有膏为下消(经谓肾消)"。明清及其之后,对消渴的治疗原则及方药,有了更为广泛深入的研究。

糖尿病与失眠

失眠是 2 型糖尿病患者的常见症状,轻则睡眠欠佳,或难以入睡,或半夜易醒,醒后难以再次入睡;或乱梦纷纭,重则整夜不能入眠。由于长期睡眠不足,精神萎靡,头昏脑涨,心烦易怒,记忆衰退,患者往往苦不堪言。

糖尿病与失眠两者往往互相影响以致形成恶性循环。首先,糖尿病是不可治愈的疾病,需要长期的服用药物或者注射胰岛素治疗,由疾病困扰引发患者的精神心理问题,使其陷入焦虑、抑郁的状态,进而引起失眠。其次,糖尿病并发症会严重危及患者的生命,许多患者心理负担过重,紧张焦虑而不能安睡;或由并发症引起的神经痛、夜尿增多等都会导致或加重失眠。这些不但影响患者的生活质量,也会使血糖容易波动,使控制的难度加大。再次,糖尿病可导致多个器官受损,从而影响中枢神经系统的神经递质,导致自主神经功能紊乱,进而诱发睡眠障碍;而在严重失眠状态下,人体的应激系统被激活,交感神经兴奋性增强,体内皮质醇、肾上腺素等"升血糖激素"分泌增加,胰岛素抵抗加重,从而引起糖代谢紊乱,加重糖尿病症状。最后,夜间低血糖也是引起失眠的一个主要原因。

糖尿病合并失眠中医病因病机

失眠属中医不寐范畴,《素问·宣明五气》曰:"心藏神,肺藏魄,肝藏魂,脾藏意,肾藏志,是谓五脏所藏。"表明五脏与情志的关系决定了五脏可以影响人的睡眠。《金匮要略·血痹虚劳病脉证并治》中亦有"虚劳虚烦不得眠"的论述。《景岳全书·不寐》进一步对形成不寐的原因做了精辟的分析："不寐证虽病有不一,然惟知邪正二字则尽之矣。盖寐本乎阴,神其主也,神安则寐,神不安则不寐;其所以不安者,一由邪气之扰,一由营气之不足耳。有邪者多实证,无邪者皆虚证。"所谓治病必求于本,阳主动,阴主静,阴平阳秘是睡眠正常的前提。若阴虚,则静不足而动有余,心神妄动而不藏,失眠乃作。而治疗消渴所致不寐,必须结合消渴病的病因病机辨证论治。有学者认为失眠的病因与郁、瘀、痰、火有关,病位在心、肝,与五脏皆有关,应从脏腑、阴阳、痰瘀、情志4个方面进行辨证论治。刘桂霞等认为失眠患者每以情志变化,精神刺激为主要原因,故与肝胆密切相关。王惠德根据多年临床治疗经验认为,2型糖尿病患者伴发的失眠以热扰者居多,多由心肝肾阴血亏虚引发。阴虚内热,热扰心神致心神不宁;血虚心神失养,神不守舍,血虚日久气滞血瘀引发不寐;而大多糖尿病老年患者多由肾水亏损,水不济火,上扰心神,心肾不交而致不寐。

医案精选

◎案

张某,女,63岁。失眠病史3年余,糖尿病病史9年,血糖控制不理想空腹血糖8.5mmol/L,自诉每晚需服用舒乐安定1片入睡。近1月余由于血糖波动较大,导致情志不舒,服用舒乐安定后仍旧入睡困难,或醒后难以入睡,时有夜间汗出,烦躁不安,遂就诊于王德惠(天津中医药大学第二附属医院内分泌科主任,硕士研究生导师,全国第四批师带徒继承人),望中药调理。刻诊:神疲乏力,口干,时有头痛,面色微泛红,小便可,大便不成形,舌暗红、苔薄白,脉细数。BP 150/90mmHg,HR 92次/分。

处方:采用睡眠方加白术20g、白芍15g。水煎服,每日1剂,分早、晚服用。停服舒乐安定。并嘱患者清淡饮食,禁食辛辣刺激物,保持心情舒畅,控制饮食,加强运动。

药进7剂复诊,神疲乏力、口干头晕等症状消失,入睡快,汗出减少,大便有所改善。原方再进7剂,3诊时,患者精神佳,自诉每晚连续睡眠可达5小时,无神疲乏力头晕等症状,大便亦恢复正常,空腹血糖6.4 mmol/L,原方白术改 15g,茯苓改 15g,继服 7 剂巩固治疗,嘱患者平素多做运动及加强对血糖的控制,保持心情舒畅,随访半年未再复发。

〖按〗王德惠多年潜心研究结合长期的临床实践,参考现代药理研究在酸枣仁汤的基础上进行加减,自拟睡眠方用于 2 型糖尿病合并失眠者的临床治疗,收效甚好。睡眠方组成:

黄连 10g,百合 30g,淫羊藿 30g,枸杞子 30g,酸枣仁 30g,五味子 15g,知母 15g,川芎 15g,茯苓 20g,丹参 20g,合欢皮 30g,夏枯草 30g,半夏 10g。

方中酸枣仁养血除烦,宁心安神;黄连清心降火;知母、茯苓清热养阴以宁心神;枸杞子、五味子、合欢皮、百合养阴安神使清中有养,清养相合而安神;丹参、川芎养血活血,血脉通则心神宁;夏枯草、半夏为清热安神之对药;淫羊藿可使阴阳相济,心肾相交。

现代药理研究表明,黄连的主要成分小檗碱有镇静、镇痛、延长戊巴妥睡眠时间等作用,大剂量可削弱小鼠皮层兴奋过程,加强大脑皮层的抑制过程。合欢皮所含成分合欢苷具有镇静催眠作用;酸枣仁所含成分酸枣仁皂苷 A、黄酮苷具有镇静催眠作用;百合水提液有镇静作用;丹参、川芎等活血化瘀药对中枢神经系统具有明显的镇静作用。全方标本兼治,共奏清热养阴,养血活血,宁心安神之功。糖尿病合并失眠的病因虚实夹杂,病症表现不一,根据临床诊疗过程中患者的具体情况可酌情加减。

该患者系老年女性,糖尿病史 9 年,消渴病日久,阴血两虚,心神失养,神不守舍,故失眠;阴虚致生内热,故口干、面色泛红;血虚日久致血瘀,故头痛、舌暗红;且由于情志原因导致肝气不舒,肝气乘脾而出现神疲乏力、大便不成形,因此在原方的基础上加白术、白芍以健脾补气,养血柔肝。标本兼顾,结合糖尿病的特殊性遣方用药,收效甚好。

第五节 妇科疾病

一、更年期综合征

更年期又称围绝经期,是女性从性成熟期到老年期的过渡阶段,世界卫生组织(WHO)定义更年期为:"围绝经期是指女性 40 岁左右开始出现内分泌、生物学改变与临床表现,直至停经后 12 个月。"这期间由于卵巢功能逐渐衰退、雌激素水平下降,会出现以自主神经系统紊乱为主伴有神经心理症状的一组综合征,即更年期综合征(Menopausal Syndrome,MPS),也称围绝经期综合征。

其主要临床表现为:妇女在绝经前后,出现潮热面赤,进而汗出,精神倦怠,烦躁易怒,头晕目眩,耳鸣心悸,失眠健忘,腰背酸痛,手足心热,或伴有月经紊乱等与绝经有关的症状。

在中医古籍中虽没有"更年期综合征"这一病名的记载,也未见对本病的专篇论述,但其症状表现散见于"经断复来""脏躁""郁证""年老血崩"等病症描述中,直到 1964 年修订的《中医妇科学》中才有了专章论述,并将其命名"经断前后诸症"。

病因及辨证论治

《素问·上古天真论》云:"女子……七七任脉虚,太冲脉衰少,天癸竭,地道不通,故形坏而无子也。"中医在《黄帝内经》时期就已有关于更年期综合征的病因探讨记载,认为女子七七之年(45～55 岁),肾气逐渐衰退,冲任二脉逐渐亏虚,天癸逐渐衰竭,精血不足,脏腑失养,阴阳失衡,即进入更年期阶段并产生相关症状。此外,叶天士提出"女子以肝为先天",而《灵枢·天年》云"五十岁,肝气始衰,肝叶始薄",即 50 岁左右女性肝血不足而不能主导正常的疏泄功能,故见"阴性凝结,易于怫郁,郁则气滞血亦滞"(《临证指南医案》)。因此,更年期妇女多见情绪不稳定、焦虑抑郁等心理症状。故该病的发生与肝、肾二脏关系密切,而研究人员也通过大量的临床经验验证了肾虚是该病发生的根本病因,肝郁则是发病的基本环节。

辨证以肾阴肾阳之虚为主,治疗以调治肾阴肾阳为大法,若涉及他脏者,则兼而治之。肾阴虚型常用六味地黄丸、天王补心丹、酸枣仁汤、一贯煎、镇肝熄风汤、丹栀逍遥散等为基础方加减治疗。肾阳虚型常用右归丸、二仙汤等为基础方,根据患者具体伴随症状,进行加减治疗。

更年期失眠

失眠症在《黄帝内经》中称之为"目不瞑""不得卧",《伤寒论》记为"不得眠",在《难经》中则称为"不寐"。更年期即女性围绝经期,进入围绝经期的妇女由于卵巢功能减退,雌激素水平下降而引起的一系列生理、心理变化,失眠是更年期的主要表现之一。中医认为肾虚是更年期失眠发生、发展的主要原因。《素问·上古天真论》曰:"女子……二七而天癸至,任脉通,太冲脉盛,月事以时下……七七任脉虚,太冲脉衰少,天癸竭,地道不通,故形坏而无子也。"说明女子绝经前后,肾气日衰,冲任亏虚,天癸将竭,精血亏虚,阴阳失调,气血功能失常。肝肾同源,肾精不足,则肝之阴血不足,"肝藏血,血舍魂",若肝血不足,魂不守舍,心失所养,则虚烦不眠。

酸枣仁汤出自《金匮要略·血痹虚劳病脉证并治》,由酸枣仁、知母、茯苓、川芎、甘草五味中药组成。原文曰:"虚劳虚烦不得眠,酸枣仁汤主之。"方中重用酸枣仁二升为君,养血补肝,宁心安神;知母二两滋阴润燥、清热除烦,茯苓二两宁心安神,共为臣药;佐以川芎二两,调肝血而疏肝气;甘草一两和中缓急,调和诸药为使。全方具有养血安神,清热除烦之功,用于治疗肝血不足,虚热内扰引起的心烦失眠等症。现代多用于神经衰弱症、心脏神经官能症、更年期综合征中医辨证属心肝血虚,虚热内扰者。

更年期高血压

更年期女性高血压主要是指妇女进入更年期以后出现的以血压升高为主要症状的疾病,中医属"绝经前后诸症"范畴。临床针对这一致病原因多以养心安神,调整阴阳为原则,应用酸枣仁汤可达到养心安神,扩张血管,稳定血压的作用。方中酸枣仁可发挥养肝血,调心神之功效;佐以川芎可调养肝血并活血益气;茯苓可宁心安神;知母补不足之阴,清内陷之火;大枣补益脾气,缓肝郁并补心虚;甘草和中,养心以缓急。

现代研究表明,酸枣仁成分中酸枣仁皂苷、黄酮类等可明显降低血压,减缓心率并改善心肌缺血,提高机体对缺氧的耐受能力。川芎所含挥发油及生物碱能够抑制大脑皮层活动,发挥镇静作用,同时直接扩张血管,增加血流量并降低血压,茯苓具有明显的镇静作用;甘草中黄酮成分可降脂、镇静;配合大枣共同使用可增加心肌血流量,稳定血压;知母可在调节血压同时降低血糖。更年期高血压患者起病时除潮热、盗汗及心烦外,还有头晕、眼花或胸前憋闷等现象,长期发展可能引起心血管及肾脏系统许多严重并发症,严重威胁患者健康。因此患者一旦确诊应早期、联合进行用药,将血压控制在一定范围内,限制病情发展。对于使用西药效果不明显患者可选择中药联合治疗,发挥中医药的特长与优势,在平稳降压的同时缓解患者临床症状并改善生活质量,减少心血管疾病的发病风险。同时,应用中药治疗可根据疾病发作的根本原因进行治疗,可有效提高疾病治疗效率且安全、无副作用,对提高治疗速度,改善患者预后情况具有重要意义。

更年期心悸

有关于心悸之记载早在《黄帝内经》即可见,如"心澹澹大动""心下鼓"及"心惕惕"等皆为心悸类似证候的描述,汉代医圣张仲景在《伤寒论》《金匮要略》中则以惊悸、心动悸为病症名记载。心悸乃一病症,多种疾病均可出现。在临床中不少心悸患者适逢女性更年期,且未查得心脏等器质性病变,唯自觉心悸不安,情绪不稳,胸中懊恼,烦躁易怒,手足心热,头晕目眩,咽干口燥,舌红,脉细弦或结代,当为更年期综合征。更年期妇女心悸与其生理特点密切相关。《丹溪心法·惊悸怔忡》曰:"人之所主者心,心之所养者血,心血一虚,神气不守,此惊悸之所肇端也。"故女性更年期心悸主要责之于肝肾,病位在心,病机乃肝肾阴血不足,血不养心,水不济火,则心神不宁。治当滋肝补肾,养心宁神。

酸枣仁汤中酸枣仁入心、肝经,能养血补肝,宁心安神,茯苓宁心安神,知母滋阴清虚热,川芎以调畅气机、活血行气,甘草和中缓急,调和诸药,再稍加配伍,诸药合用,共奏滋肝补肾,养心宁神之功。

名家经验

孙兰军系天津中医药大学第二附属医院心内科主任,教授,心血管首席专家。孙兰军教授多年来致力于心血管系统疾病的研究,临床经验丰富。兹将孙兰军教授运用酸枣仁汤加减治疗围绝经期心悸经验介绍如下。

围绝经期妇女心悸与其生理特点密切相关。《素问·上古天真论》谓:"七七,任脉虚,太冲脉衰少,天癸竭。"妇女在45～55岁时,冲任二脉虚衰,天癸渐竭,月经将短而至绝经,这一生理变化的过渡阶段称为妇女围绝经期。孙兰军教授认为围绝经期妇女的特点有:自觉心悸不安,情绪不稳,胸中懊恢,烦躁易怒,善太息,手足心热,头晕目眩,咽干口燥,舌红,脉细弦或结代。《清代名医医案精华·凌晓五医案》谓:"肝木与心火相为煽动,肝阳浮越不潜,彻夜不寐,心悸怔忡。"孙兰军教授认为围绝经期妇女心悸主要责之于肝,病位在心,病机乃肝血不足,血不养心,虚热扰心,心神不宁。治以养血安神,宁心除烦。方用酸枣仁汤加减。

处方:酸枣仁30g,茯苓12g,知母15g,川芎15g,甘草6g,黄精20g,甘松15g,琥珀粉1.5g。

酸枣仁入心、肝经,养血补肝,宁心安神;茯苓宁心安神;知母滋阴清热;川芎调畅气机,疏肝理气,养血调肝;甘草和中缓急,调和诸药;黄精甘平,补气养阴,健脾;甘松安定止悸;琥珀镇静安神。诸药合用,共奏养肝血以宁心神、清内热以除虚烦之功。

养血安神、宁心除烦法治疗围绝经期心悸,疗效显著,但必须配合心理治疗,解除患者紧张、焦虑等精神状态,保持心情舒畅,以提高疗效。

医案精选

◎案

王某,女,48岁。2004年7月15日初诊。患者2年来月经不规则,伴腰酸、耳鸣,继而头晕多梦,情绪不稳,心烦易怒,焦虑不安,夜卧易惊,无故恐慌、见陌生人则症状加剧。曾服安定、佳静安定(阿普唑仑)治疗,症状反复,近1个月来出现失眠,口干,舌燥,纳差,胸闷,心悸,身体游走性不适,舌红、苔薄黄,脉细数。西医诊断:更年期综合征。中医诊断:郁证,脏躁。证属阴血不足,心火上炎。治以滋阴养血,清心安神,方以酸枣仁汤加减。

处方:炒酸枣仁 30g,川芎、茯苓各 12g,生地黄 15g,知母 9g,黄柏、墨旱莲、女贞子、柴胡、郁金、厚朴各 10g,甘草 3g。每日 1 剂,水煎服。

二诊:8 月 1 日。睡眠及纳食正常,心情平静,无口干,耳鸣。续服 7 剂症状消除。

按 更年期综合征多表现为心烦不宁、情绪不稳定、失眠多梦、心悸、头晕、口干等,但无特定脏器病变表现。本病属中医学郁证、脏躁范畴。如《金匮要略》曰:"妇人脏躁,喜悲伤,欲哭,象如神灵所作,数欠伸……"妇女至更年期,生理功能逐渐减退,加上社会环境及心理因素,渐致肝肾阴虚,心火上炎。方中以炒酸枣仁、墨旱莲、女贞子、生地黄滋阴养血;佐以黄柏、知母清火除烦;辅以柴胡、郁金、厚朴解郁安神;甘草和中缓急。辨证加减运用,疗效颇佳。

◎案

张某,女,52 岁。2013 年 5 月 15 日初诊。失眠 1 月余。不易入睡,眠浅,多梦易醒,每日睡眠平均 3～4 小时。伴潮热汗出,烦躁易怒,情绪不稳,时头晕目眩,健忘失眠,腰膝酸软,疲劳乏力,食欲差,二便调,舌质淡红苔白,脉弦。中医诊断为失眠。辨证为肝血不足,虚热内扰。治以养心安神,清热除烦。方用酸枣仁汤加减。

处方:炒酸枣仁 15g,川芎 9g,茯神 30g,甘草 3g,知母 12g,牡丹皮 9g,栀子 9g,柴胡 9g,百合 30g,白芍 15g,当归 12g,生地黄 15g,黄芪 30g,桑寄生 30g。7 剂,水煎服,每日 1 剂,分别于下午 3 点,晚 8 点各温服 1 次约 200ml。

服药 1 周后睡眠改善,情绪稳定,头晕减轻,纳眠可,二便调,仍有潮热汗出,口干,舌质红、苔薄白,脉弦细。上方加浮小麦 30g、麻黄根 6g、太子参 30g。继服 1 周,睡眠改善明显,白天精神良好,情绪平和,伴随症状明显减轻,疗效显著。后继服月余,3 个月后随诊,每日睡眠平均 6～7 小时,失眠症状痊愈,无伴随症。

按 女性更年期失眠以肾精亏虚为本且多与情绪因素有关,其病变多在肝肾,肝血不足,肝气郁滞贯穿始终。肝主藏血,血舍魂,肝血不足,则魂不能藏而失眠；肝主疏泄，肝气通则心气和，肝失条达，气机失畅，心气郁滞，心神失主，故夜不能寐。《症因脉治·内伤不得卧》曰："肝火不得卧之因，或恼怒伤肝，肝气怫郁；或尽力谋虑，肝血有伤，肝主藏血，阳火扰动血室则夜卧不宁矣。"酸枣仁汤加减方中重用酸枣仁为君，养血补肝宁心安神。茯苓宁心安神，知母滋阴润躁、清热除烦，共为臣药。佐以川芎调肝血而疏肝气，与大量酸枣仁为伍，辛散与酸收并用，补血与行血结合，具有养血调肝之妙。甘草和中缓急，调和诸药为使。诸药相伍，标本兼治、养中兼清、补中有行，共奏养血安神、清热除烦之效。

◎案

某，女，55岁。1997年5月21日初诊。患者平素肾阴不足，多年来头晕耳鸣，健忘，五心烦热，少寐，腰膝酸痛；6年前闭经，闭经前月经紊乱；5年前其夫去世后，病渐起。始则悲忧，凡事皆恐；儿子下班稍晚，即谓车撞死了，孙子方出门，即谓落水溺死，为此而惊恐不已。近10日恐甚，彻夜虚烦躁急不眠，频推其儿，说"要被盗了、失火了"，儿劝之"没事"，其则虚怯战抖，顿足捶胸，气急而倒地欲卒，且喘息哀泣："要出大祸了！"闹得全家无片刻之宁。刻诊：肌肤略瘦，颧部潮红，目光乏神，口唇淡白，略干，口咽干，爪甲脆薄，目昏，脉沉细数。西医诊断为更年期抑郁症。中医诊断为脏躁。辨证为心肝血（阴）虚，虚热上扰。予酸枣仁汤。

处方：酸枣仁90g，甘草12g，知母18g，茯苓15g，川芎6g。

首煎加水1 000ml，煎约400ml，第二、第三煎均加水900ml，煎约350ml。服5剂，虚烦不眠消失，恐惧亦有所减轻；遂改拟益肝肾之阴、舒郁宁神类方药与针灸治之，共住院治疗97天获愈。

按 此案系肾阴虚久，损及肝阴，肝肾阴虚所致之更年期抑郁症。肝藏血，"血……不足则恐"（《素问·调经论》），肝阴虚而血少，故出现凡事皆恐之象；后肝阴损甚而血乏甚，心亦乏血，神失所养而浮越，且虚热上扰，而出现虚烦躁急难眠之象，故投以酸枣仁汤补心肝血虚，清热宁神，由于方证合拍，5剂而虚烦失眠得安。此辨证准确，收效颇佳之经方之用，为更年期抑郁症之治奠定了良好基础。

二、行经期心律不齐

行经期心律不齐是指妇女月经期间出现心律不齐,而经后又恢复正常的一种症状。中医属于心悸范畴。

医案精选

◎案

刘某,女,30岁。2008年9月9日初诊。每次月经期间都出现心悸心慌,失眠口干,五心烦热,经听诊与心电图检查均为心律不齐,经期过后心律恢复正常,伴随月经周期出现心律不齐已达半年之久,来求中医诊治。

患者症见心悸心慌,失眠口干,手足心热,周身乏力,舌质红润,苔薄黄,月经来潮,量多色红、质稀、脉弦细少数。证属血虚心悸、心律不齐。治以补气养血,宁心安神。拟用四物汤与酸枣仁汤加味治疗。

处方:党参25g,当归20g,生地黄20g,川芎15g,白芍15g,麦冬15g,炒酸枣仁15g,合欢皮15g,龙骨50g。

上方2剂,服药后心悸失眠等症状明显好转,守方又服2剂,复查心律不齐消失。随访,下次月经来潮没有出现心悸、心慌、失眠等症状,复查心电图正常,已经痊愈。

按 心悸失眠属常见病,伴随月经周期出现心律不齐并不多见,虽然古书没有记载,但病机基本相同。《素问·五脏生成》云:"诸血者,皆属于心。"月经来潮,经量较多,血液下行,心血相对不足,血液亏虚,不能养心安神,心气不足,而心力、心律衰弱产生心悸、心慌、失眠、心律不齐等症状。正如《灵枢·营卫生会》云:"血者神气也。"今用党参补气;当归、川芎、白芍、生地黄四物补血;麦冬、炒酸枣仁、合欢皮、龙骨宁心安神。气血充沛,心神安宁,失眠、心律不齐消失。

三、希恩综合征引致精神障碍

希恩综合征是指由于产后大出血,尤其是伴有长时间的失血性休克,使垂体前叶组织缺氧、变性坏死,继而纤维化,最终导致垂体前叶功能减退的综合征,其发生率占产后出血及失血性休克患者的 25% 左右。近几年研究显示希恩综合征的发生,并非仅与垂体前叶功能减退有关,有报道部分患者垂体前叶功能有减退征象,其中 50% 显示垂体后叶功能亦有不同程度的异常。

希恩综合征不仅可以发生于阴道分娩者,亦可发生于剖宫产术之后,在现代剖宫产率上升的今天,应引起产科医师的高度重视。

妊娠期垂体增生肥大,需氧量增多,以此对缺氧特别敏感。分娩后垂体迅速复旧,血流量减少,其相应分泌的各种激素亦迅速下降。如分娩时发生大出血,引起失血性休克、甚或发生弥散性血管内凝血(DIC)时,交感神经反射性兴奋引起动脉痉挛甚至闭塞,使垂体动脉血液供应减少或断绝,垂体前叶组织细胞变性坏死,使垂体前叶及其所支配的靶器官所分泌的各种激素剧烈减少,导致各类激素所作用靶器官的功能过早退化并引起一系列综合征。

典型表现为:在产后大出血休克后产褥期,长期衰弱乏力,最早为无乳汁分泌,然后继发闭经,即使月经恢复,也很稀少,继发不孕。性欲减退,阴道干燥,交媾困难。阴毛、腋毛脱落,头发、眉毛稀疏,乳房、生殖器萎缩,精神淡漠、嗜睡、不喜活动、反应迟钝,畏寒、无汗、皮肤干燥粗糙,纳差食少、便秘,体温偏低、脉搏缓慢、血压降低、面色苍白、贫血。多数有水肿、体重下降,少数有消瘦恶病质。

西医对此病的治疗包括:

一般治疗　加强营养,适当运动,补充维生素、钙剂,治疗贫血等。

药物治疗　①肾上腺皮质激素。口服可的松或氢化可的松,有水肿者,改用泼尼松或地塞米松。当有感染、发热、创伤、手术时,剂量应适当增加。②甲状腺素片。一般在服用肾上腺皮质激素几天之后开始服用。③性激素。可采用人工周期疗法,中年以上者可以不用,青年患者口服己烯雌酚,最后 5 天加用黄体酮,停药 3~7 天后如月经来潮,可在出血后 5 天重复使用。有生育要求者,为促排卵可联合应用绝经后促性腺激素(HMG)或人绒毛膜促性腺激素(HCG),效果良好。

医案精选

◎案

某,女,33岁。1991年8月2日初诊。患者5年前产第二胎时,因当时失血过多,昏厥2次,虽经抢救脱险,然自此纳少、困倦乏力、嗜睡、消瘦、语少、迟钝冷漠,虽曾治疗,收效甚微;近月余,谓他人欲害己及其全家,认为饭菜被"下毒"而不敢吃;近4天病情加重,昼夜惶恐惧怯,频攀窗窥探,且虚烦躁急难眠。症见:肤色惨白,乳房、外阴萎缩,无阴毛、腋毛,月经闭绝,头发多脱落,齿多松动,目昏,头晕耳鸣,爪甲枯白多凹陷,脉沉细近绝,舌体瘦小,舌质淡。诊为希恩综合征引致精神障碍。证属肾精匮乏,心肝血虚;予酸枣仁汤。

处方:酸枣仁90g,甘草9g,知母12g,茯苓15g,川芎6g。首煎加水1 200ml,煎至约450ml,第二、第三煎均加水900ml,煎至约350ml。

服6剂,惶恐疑惧及虚烦不眠俱释。遂予填精益肾类方药与针灸治其希恩综合征,共住院治疗173天获愈。

按 本案希恩综合征,系产后失血过多,血气重度脱失,血无以化精,肾精亏耗所致;盖精与血互相滋生、互相转化者也。病久肾精益耗,而血益虚,心肝之血尤虚,血不养神,神气浮越,故现虚妄性精神症状;加之被毒妄想致患者不敢吃饭,脾之气血生化乏源,愈加重心肝之血匮竭,心神浮越躁甚,遂致惧惶甚、虚烦躁急难眠之象;故予酸枣仁汤6剂,心肝得血滋濡,浮越之神得敛,虚妄及虚烦难眠遂愈。

第六节 男科疾病

遗精

遗精,是指非性交而发生的精液外泄病症。有梦而遗者,称为梦遗;无梦而遗者,称为遗精。《景岳全书·遗精》云:"梦遗滑精,总皆失精之病,虽其症有不同,而所致之本则一。"

遗精有生理性和病理性遗精之分:

生理性遗精是指青壮年未婚,或婚后夫妇分居,房事旷久,精气满溢而出现一月一次或两次的精泄,且遗泄之后,并无全身不舒之症。《症治要诀·遗精》云:"有年壮气盛,久无色欲,精气满泄者。"

频繁遗精,且伴有头晕目眩、腰酸腿困等症,则为病理性遗精。

临床表现:①一夜2~3次或每周数次,连续不断,甚至午睡或清醒时性兴奋和非性交状态下均有射精。②婚后有正常性生活,仍多次出现遗精。③伴有记忆力减退、情绪消沉、头晕耳鸣、腰酸膝软等症状。④精液量减少或过多,质稀淡,不黏,无味,精子含量较正常减低。

常见病因:①包茎,包皮过长,尿道炎,前列腺炎,能刺激阴茎,引起神经兴奋。②频繁手淫,大脑对性的兴奋性过强所致。③性冲动立即遗精,是由于神经系统的过度兴奋而引起的疲劳,神经衰弱,而出现对性反应的快速的反射活动。

中医认为,此病病因主要包括以下几点:①劳心太过。凡情志失调,劳神太过,则心阳独亢,心阴被灼,心火不能下交肾水,肾水不能上济于心,心肾不交,水亏火旺,扰动精室而遗精。②欲念不遂。少年气盛,情动于中,或心有恋慕,所欲不遂,或壮夫久旷,思慕色欲,皆令心动神摇,君相火旺,扰动精室而遗精。③饮食不节。醇酒厚味,损伤脾胃,湿热酿生,蕴而生热,湿热扰动精室,或郁于肝胆,迫精下泄均可致遗精。④恣情纵欲。青年早婚,房事过度,或少年无知,频繁手淫,或醉而入房,纵欲无度,日久肾虚精脱,或相火扰动精室,或肾不固精而成遗精。

遗精的病理变化总属肾失封藏,精关不固。其病位主要在肾,与心、肝、脾三脏关系密切。病理因素为湿与火。病理性质有虚实之别,且多虚实夹杂。因君相火旺、湿热下注,扰动精室,精关不固而遗者多属实证;肾精亏损,封藏失职,精关不固而泄者多属虚。在病理演变过程中往往出现阴虚火旺,阴虚湿热等虚实夹杂之证。

厥阴肝木主疏泄,但全赖肾水涵养,若肾精不足,封藏失职,则肝必疏泄失常。少阳胆木主相火,以下降为顺,其受病多为相火不降,灼伤肺金,阴液损伤,郁热内生,上扰心神,下扰精室而见失眠、遗精、盗汗、头痛等症。酸枣仁汤用药以养肝木,降相火为主,兼以清热祛湿,培补中气,宁心安神。故临床上除治疗失眠之外,凡见由相火不降,郁热内生之证如头痛、遗精等均可应用酸枣仁汤加减治疗,常可应手取效。

医案精选

◎案

郝某,男,27 岁。1989 年 10 月 7 日初诊。因夫妇分居半年,时常手淫图快,近 3 个月来,常因梦中与异性交媾而遗精,每周 4~5 次,头昏目眩,心烦心悸,入寐多梦,腰酸乏力,舌红少苔,脉细弦略数。中医诊断为梦遗,证属君相火旺。治以养心安神,泻火止遗。予基本方加黄连 6g、栀子 9g。5 剂后睡眠转佳,心烦消失,仅 1 次梦遗。上方去黄连、栀子,续服 5 剂,未曾遗精,临床诸症若失,3 个月后随访,每月遗精不超过 2 次,精力充沛,身觉轻健。

<u>按</u> 梦遗与心、肾、肝三脏关系最为密切,而心在梦遗中起主导作用。朱丹溪曾提到主封藏者肾也,主疏泄者肝也,二者皆有相火,而其上系于心。心者君火也,为物所惑而易动,心动则相火亦动,动则精自走。相火嚼然而起,虽不交合,亦暗流而疏泄也。方中重用酸枣仁养血宁心,辅以茯苓、甘草健脾安神,佐以川芎调血养肝,配合知母、黄柏泻相火以固精室。药证合拍,故为梦遗之良方。药理研究证明,酸枣仁、川芎可降低大脑皮质的过度兴奋,故能减少性的冲动,有利于性功能之恢复,知母、黄柏能降低性神经系统的兴奋性(所谓泻相火),因而具有直接抑制遗精的作用。知母、黄柏尚有抗菌消炎之效,故对因前列腺炎、精囊炎引起的遗精疗效尤著。

◎案

梁某,男,17 岁,学生。2011 年 7 月 19 日初诊。主诉:遗精,夜间出汗,伴健忘、乏力半年,加重 7 天。患者于半年前出现遗精,夜间出汗,伴记忆力下降,学习成绩日渐下滑,家长甚是忧心。曾在某中医诊所间断服用六味地黄丸、知柏地黄丸、金锁固精丸等药物,效果均不佳,近 7 天遗精加剧,每夜 1~2 次,伴盗汗、乏力,遂由其母亲陪同前来就诊。症见:遗精频作,甚至无梦而滑出,伴汗出,醒后汗止。观其性情孤僻,言语低怯,精神不振,不问则不答,问其有无手淫史,则面红而低头不语。查舌淡红,苔薄白,脉细数。中医诊断为遗精。证属相火不降,肝失疏泄,热扰精室,心肾不交。治以养肝清热,滋阴降火,交通心肾。首先给予情志疏导,分析病情,告知此病是可以治愈的,但精遗太过对身心的危害很大,要端正学习态度,多参加文体活动,戒除手淫,忌食辛辣。方用酸枣仁汤加减。

处方:炒酸枣仁 18g,知母 12g,川芎 12g,茯苓 15g,炙甘草 9g,熟地黄12g,桂枝 9g,生龙骨、生牡蛎各 12g。5 剂,嘱其每日 1 剂,加水1 500ml,煎 1次,取药液约 600ml,去滓,分 3 次温服。

二诊:7 月 25 日。连服 2 剂后遗精明显减轻,未再盗汗,5 剂服完遗精已止,性格较前开朗,判若两人。查舌质淡红,苔薄白,脉细缓。上方再进 3 剂以巩固疗效,随访 1 年未复发。

按《证治要诀·遗精》中说:"有欲太过滑泄不禁者。"《折肱漫录·遗精》说:"梦遗之证,其因不同……非必尽因于色欲过度,以致遗泄,大半起于心肾不交。凡人用心太过则火亢而上,火亢则水不升,而心肾不交矣。士子读书过劳,功名心急者,多有此病。"精之藏制虽在肾,而精之主宰则在心,如肾精亏乏,相火易动。本案为少年男性,因处于青春发育期,读书劳心,妄念易动,肾精暗耗,相火独亢,肾水不藏,内扰心神,热扰精室,故遗精频作;相火不降,郁而化热,虚热蕴蒸,故盗汗;情志不遂,羞于言表而外显性情孤僻。治疗上首先给予情志疏导,遗精虽然是青春期正常的生理现象,但若太过频繁则对青少年身心健康均有危害,嘱其端正心态,戒除手淫。方中重用炒酸枣仁养肝,以助胆经相火下降,知母清虚热,川芎理郁,茯苓健脾安神,炙甘草补中气之旋转,加熟地黄滋补肝肾,加桂枝交通心肾,加生龙骨、生牡蛎以收敛其浮越。诸药合用,相火下降而虚热除,肝木疏泄正常,心肾相交,水火既济,故遗精自止,诸症痊愈。

第七节 皮肤科疾病

一、神经性皮炎

神经性皮炎又称慢性单纯性苔藓,是以阵发性皮肤瘙痒和皮肤苔藓化为特征的慢性皮肤病,为常见皮肤病,多见于成年人,儿童一般不发病。

病因:①精神因素。目前认为是发生本病的主要诱因,情绪波动、精神过度紧张、焦虑不安、生活环境突然变化等均可使病情加重和反复。②胃肠道功能障碍、内分泌系统功能异常、体内慢性病灶感染等,均可能成为致病因素。③局部刺激。如衣领过硬而引起的摩擦,化学物质刺激、昆虫叮咬、阳光照射、搔抓等,均可诱发本病的发生。

临床表现:①本病初发时仅有瘙痒感,而无原发皮损,由于搔抓及摩擦,皮肤逐渐出现粟粒至绿豆大小的扁平丘疹,圆形或多角形,坚硬而有光泽,呈淡红色或正常皮色,散在分布。因有阵发性剧痒,患者经常搔抓,丘疹逐渐增多,日久则融合成片,肥厚、苔藓样变,表现为皮纹加深、皮嵴隆起,皮损变为暗褐色,干燥、有细碎脱屑。斑片样皮损边界清楚,边缘可有小的扁平丘疹,散在而孤立。皮损斑片的数目不定,可单发或泛发周身,大小不等,形状不一。②好发于颈部两侧、项部、肘窝、腘窝、骶尾部、腕部、踝部,亦见于腰背部、眼睑、四肢及外阴等部位。皮损仅限于一处或几处为局限性神经性皮炎;若皮损分布广泛,甚至泛发于全身者,称为泛发性神经性皮炎。③自觉症状为阵发性剧痒,夜晚尤甚,影响睡眠。搔抓后可有血痕及血痂,严重者可继发毛囊炎及淋巴结炎。④本病为慢性疾病,症状时轻时重,治愈后容易复发。

治疗的目的主要是止痒,避免患者因瘙痒而搔抓,从而进一步加重病情。①系统治疗可选用抗组胺类药物、钙剂等对症止痒,辅以维生素 B 族内服;瘙痒严重者可选用镇静剂;皮疹泛发者可予普鲁卡因静脉封闭或联合使用雷公藤类药物。②局部治疗可选用糖皮质激素软膏、霜剂或溶液外用,肥厚者可封包或是联合使用10%黑豆馏油软膏外用。难治性皮损可予局部皮损内注射曲安奈德注射液。

酸枣仁汤治疗机制

清代罗美《古今名医方论》:"《经》曰:'肝藏魂','人卧则血归于肝'。又曰:'肝者,罢极之本。'又曰:'阳气者,烦劳则张,精绝。'故罢极必伤肝,烦劳则精绝,肝伤、精绝则虚劳虚烦不得卧明矣。"经文指出,人在睡眠状态下血则归于肝而肝则得养,反之则肝失血养。久之则出现肝血不足的一系列临床症状。即失眠心悸,虚烦不安,精神欠佳,咽干口燥,舌红,脉弦细。肝血不足则使肌肤失养而生风生燥出现瘙痒,经常搔抓继而皮肤出现干燥,苔藓样改变。有诸内必形诸外,加味酸枣仁汤中,酸枣仁性平,味甘、酸,能补血养肝,益心安神;川芎性温,味辛,既能活血又能行气,能调血疏肝;知母性寒,味苦,质润,能清热降火,滋阴除烦;茯苓性平,甘、淡、无味,能宁心安神,另外配伍祛风止痒药物,可达到滋阴养血、清热降火、调血疏肝、安神除烦、祛风止痒的目的,对于神经性皮炎可获良效。

医案精选

◎案

周某,男,32岁。1992年12月初诊。间歇性颈左侧及左前臂内侧剧痒,出丘疹3年余。诉每于情绪激动、饮酒、日晒时犯病,初为剧痒,搔抓后成丘疹,渐融合成片,抓后有时出现血痂,伴失眠、心悸、咽干舌燥、两胁不适、纳呆、头晕、手足心热。西医皮肤科诊断为神经性皮炎,久涂复方松馏油软膏、氟轻松等疗效不佳。查患者颈左侧及左前臂内侧各有一约4cm×3cm淡褐色、融合成片的丘疹,表面覆有少量鳞屑及血痂,边缘有搔痕,皮损肥厚呈苔藓化。舌红少苔,脉濡细而数。中医诊断为牛皮癣(非银屑病,银屑病西医诊断为牛皮癣)。证属肝阴不足。治以滋补肝阴,安神清心祛风。方用酸枣仁汤加减。

处方:酸枣仁30g,川芎、茯苓各15g,知母10g,甘草6g,蝉蜕、牛蒡子、白鲜皮各15g,生山楂30g。7剂,每日1剂,水煎服。

二诊：自诉失眠、心悸、咽干舌燥、纳呆好转，皮疹面积稍缩小，痒减轻。查其舌红少苔，脉细数。原方去生山楂再进 7 剂。

三诊：自诉前臂内侧皮疹消退，颈左侧皮疹面积明显缩小，诸症明显减轻。查其舌苔正常、脉沉细。原方去生山楂，又进 7 剂后痊愈。

按 酸枣仁汤证是由肝血不足，阴虚内热，虚火扰心所致。由于营血不足，阴虚阳亢，虚火扰心，故见失眠、心悸、头晕等症；阴虚内热，故见咽干舌燥、脉细数，治以滋补肝阴，安神清心祛风。方中酸枣仁养肝血、安心神为君，川芎调血养肝，茯苓宁心安神为臣；知母滋阴降火、清热除烦为佐；甘草和中缓肝为使。诸药合用，使肝血得养，虚热得清，心神安定，睡眠自宁。本方证以失眠、心悸、咽干，舌红，脉细数为辨证要点。

二、痤疮

痤疮是毛囊皮脂腺的一种慢性炎症性皮肤病，主要好发于青少年，对青少年的心理和社交影响很大，但青春期后往往能自然减轻或痊愈。临床表现以好发于面部的粉刺、丘疹、脓疱、结节等多形性皮损为特点。

痤疮的发生主要与皮脂分泌过多、毛囊皮脂腺导管堵塞、细菌感染和炎症反应等因素密切相关。进入青春期后人体内雄激素特别是睾酮的水平迅速升高，促进皮脂腺发育并产生大量皮脂。同时毛囊皮脂腺导管的角化异常造成导管堵塞，皮脂排出障碍，形成角质栓即微粉刺。毛囊中多种微生物尤其是痤疮丙酸杆菌大量繁殖，痤疮丙酸杆菌产生的脂酶分解皮脂生成游离脂肪酸，同时趋化炎症细胞和介质，最终诱导并加重炎症反应。

痤疮属中医学"粉刺"的范畴，古代医籍对此早有论述，王冰注《素问·生气通天论》曰："皶刺长于皮中，形如米，或如针，久者上黑，长一分余，色白黄而瘦于玄府中，俗曰粉刺。"中医学认为，痤疮的发生与多个脏腑有关，外感、内伤均可导致此病。《素问·刺禁论》曰："心部于表。"《素问·六节脏象论》曰："心者，生之本，神之处也，其华在面。"《素问·至真要大论》曰："诸痛痒疮，皆属于心。"以上说明心与发于表的痤疮有密切关系。《灵枢·五癃津液别》曰"肾为之主外"皮毛属于"外"，可见发于"外"的痤疮，与肾也有联系。《素问·生气通天论》云："营气不从,逆于肉里,乃生痈肿。"气血不和,气血逆乱,运行不畅可导致痤疮的发生。《素问·生气通天论》云："寒薄为皶,郁乃痤。"外感寒邪郁闭也可导致痤疮。《外科正宗》曰："肺风、粉刺、酒渣鼻三名同种,粉刺属肺,酒渣鼻属脾,总皆血热郁滞不散。"说明痤疮的发生与肺、脾有关,与血热、瘀血阻滞也关系密切。

目前中医治疗痤疮,一般将其分为肺经风热、湿热蕴结、痰湿凝结三型论治,肺经风热证,治以清肺散风,方用枇杷清肺饮加减;湿热蕴结证,治以清热化湿,方用枇杷清肺饮合黄连解毒汤加减;痰湿凝结证,治以化痰健脾渗湿,方用海藻玉壶汤合参苓白术散加减。另外可选用鹅黄散、三黄洗剂、颠倒散洗剂、痤疮洗剂等外搽来结合治疗。据文献记载,痤疮尚可另分出血虚一型,对于血虚型痤疮,酸枣仁汤往往可取得较好疗效。

医案精选

◎案

易某,女,28 岁。2012 年 12 月 15 日初诊。主诉:面部痤疮反复发作 3 年。初起为分散小丘疹,偶用手挤压,有米粒大小白色脂栓,症状时轻时重,反复发作。就诊时患者两颧部有小红色丘疹,局部融合成小片,色红而不鲜。月经周期 28 ~ 30 天,经期 5 天,经量较少,经期偶有乳胀、小腹胀,无腰痛;白带量、色、质可,无异味。时有心慌易惊,夜寐多梦,脾气较急躁,孕产史 1 - 0 - 1 - 1,夏天畏热,冬天畏寒,手足不温,胃纳较少,大便干结,1 ~ 2 日 1 行,既往有节食减肥史。舌质淡红,苔薄白,脉细略弦。中医诊断为痤疮。证属血虚。

处方:酸枣仁 10g,川芎 6g,炙甘草 6g,白芍 10g,炮姜 6g,当归 10g,阿胶 10g,柏子仁 10g,知母 6g。水煎服,每日 1 剂,15 剂为 1 个疗程。

嘱其保暖、增加营养。

二诊:2013 年 1 月 16 日。痤疮基本消失,余症亦基本痊愈,随诊半年未再复发。

按 血虚型痤疮发病的病因病机:一方面,根据阴阳对立制约关系,阴血亏虚,不能制阳,虚火相对偏旺,火性炎上,循阳明、太阳经上冲而在面、胸、背部发为痤疮。另一方面,《景岳全书》曰:"凡人之气血犹源泉也,盛则流畅,少则壅滞,故气血不虚不滞,虚则无有不滞者。"阴血亏虚,血虚而致瘀,瘀血阻滞局部而发痤疮。再一方面,阴血亏虚,濡养之力不足,使痤疮发而色不鲜,病情反复发作难愈。由此可见,该型痤疮是以血虚为本,虚火、血瘀等为标,治以养血为主,可兼顾活血清虚热。故以芍药甘草汤合酸枣仁汤加减治疗。两方均出自《伤寒杂病论》,芍药甘草汤在原书中治疗伤寒汗后阴虚的脚挛急症。酸枣仁汤在原书中治疗肝血不足,虚热内扰的失眠症。两方加减合用,其中白芍味酸苦,性微寒;酸枣仁味酸性平;炮姜味苦、涩,性温;甘草味甘,性平。《素问·阴阳应象大论》曰:"气味辛甘发散为阳,酸苦涌泄为阴。"辛甘化阳,酸甘、苦甘化阴。所以芍药、酸枣仁、炮姜与甘草配伍应用能酸甘、苦甘化生阴血。阿胶为血肉有情之品,能养血滋肾;当归、川芎能养血活血理气;知母能补不足之阴,兼能清内炎之火。上药配伍,补血,行血,退虚热,阴血得充,虚火得降,瘀滞得通,则痤疮可愈。

三、汗证

汗证是指由于阴阳失调,腠理不固,而致汗液外泄失常的病症。其中,不因外界环境因素的影响,而白昼时时汗出,动辄益甚者,称为自汗;寐中汗出,醒来自止者,称为盗汗,亦称为寝汗。

正常的出汗,是人体的生理现象,本节所论述的自汗、盗汗,均为汗液过度外泄的病理现象。《明医指掌·自汗盗汗心汗证》对自汗、盗汗的名称做了恰当的说明:"夫自汗者,朝夕汗自出也。盗汗者,睡而出,觉而收,如寇盗然,故以名之。"

自汗、盗汗是临床杂病中较为常见的一个病症,中医对其有比较系统、完整的认识,若辨证用药恰当,一般均有良好的疗效。

早在《黄帝内经》即对汗的生理及病理有了一定的认识。明确指出汗液为人体津液的一种,并与血液有密切关系,所谓血汗同源。故血液耗伤的人,不可再发其汗。并明确指出生理性的出汗与气温高低及衣着厚薄有密切关系。如《灵枢·五癃津液别》说:"天暑衣厚则腠理开,故汗出……天寒则腠理闭,气涩不行,水下流于膀胱,则为溺与气。"在出汗异常的病症方面,谈到了多汗、寝汗、灌汗、绝汗等。《金匮要略·水气病脉证并治》首先记载了盗汗的名称，并认为由虚劳所致者较多。《三因极一病证方论·自汗证治》对自汗、盗汗做了鉴别："无问昏醒，浸浸自出者，名曰自汗；或睡著汗出，即名盗汗，或云寝汗。若其饮食劳役，负重涉远，登顿疾走，因动汗出，非自汗也。"并指出其他疾病中表现的自汗，应着重针对病源治疗，谓"历节、肠痈、脚气、产褥等病，皆有自汗，治之当推其所因为病源，无使混滥"。朱丹溪对自汗、盗汗的病理属性做了概括，认为自汗属气虚、血虚、湿、阳虚、痰；盗汗属血虚、阴虚。《景岳全书·汗证》对汗证做了系统的整理，认为一般情况下自汗属阳虚，盗汗属阴虚。但"自汗盗汗亦各有阴阳之证，不得谓自汗必属阳虚，盗汗必属阴虚也"。《临证指南医案·汗》谓："阳虚自汗，治宜补气以卫外；阴虚盗汗，治当补阴以营内。"

《医林改错·血府逐瘀汤所治之症目》说："竟有用补气、固表、滋阴、降火，服之不效，而反加重者，不知血瘀亦令人自汗、盗汗，用血府逐瘀汤，一两付而汗止。"补充了针对血瘀所致自汗、盗汗的治疗方药。

有少数人由于体质原因，平素易于出汗，而不伴有其他症状者，则不属本节范围。正如《笔花医镜·盗汗自汗》说："盗汗为阴虚，自汗为阳虚，然亦有秉质如此，终岁习以为常，此不必治也。"

中医病因病机

出汗为人体的生理现象。在天气炎热、穿衣过厚、饮用热汤、情绪激动、劳动奔走等情况下，出汗量增加，此属正常现象。在感受表邪时，出汗又是驱邪的一个途径，外感病邪在表，需要发汗以解表。

汗为心之液，由精气所化，不可过泄。除了伴见于其他疾病过程中的出汗过多外，引起自汗、盗汗的病因病机主要有以下5个方面：

①肺气不足：素体薄弱，病后体虚，或久患咳喘，耗伤肺气，肺与皮毛相表里，肺气不足之人，肌表疏松，表虚不固，腠理开泄而致自汗。

②营卫不和：由于体内阴阳的偏盛偏衰，或表虚之人微受风邪，导致营卫不和，卫外失司，而致汗出。

③心血不足：思虑太过，损伤心脾，或血证之后，血虚失养，均可导致心血不足。因汗为心之液，血不养心，汗液外泄太过，引起自汗或盗汗。

④阴虚火旺：烦劳过度，亡血失精，或邪热耗阴，以致阴精亏虚，虚火内

生,阴津被扰,不能自藏而外泄,导致盗汗或自汗。

⑤邪热郁蒸:由于情志不舒,肝气郁结,肝火偏旺,或嗜食辛辣厚味,或素体湿热偏盛,以致肝火或湿热内盛,邪热郁蒸,津液外泄而致汗出增多。

酸枣仁汤治汗证机制

不因天暑、衣厚、劳作及其他疾病,而白昼时时汗出者,称为自汗;寐中汗出,醒来自止者,称为盗汗。自汗多由气虚不固,营卫不和;盗汗多因阴虚内热;由邪热郁蒸所致者,则属实证。益气固表、调和营卫、滋阴降火、清化湿热,是治疗自汗、盗汗的主要治法。在目前临床上自汗盗汗以阴虚火旺证多见,兼见心虚不固者亦不少,治疗中,降火有耗气之弊,补气有助火之虑,酸枣仁汤药用酸枣仁、川芎、知母、茯苓、甘草,主要功效为养血安神,清热降火除烦,又可养阴益气,加味配伍固涩敛汗药物,临床往往可取得较好疗效。

医案精选

◎案

李某,男,46岁,干部。1997年4月21日初诊。该患者严重自汗、盗汗,伴失眠半年,曾在某医院诊断为神经官能症,经中西药治疗,效果不佳。症见:自汗,动则尤甚,盗汗,失眠,心烦,夜间口干,心悸,头晕,舌质稍红,脉细。辨证为心肝阴血不足,虚火内扰。治以养肝清心,安神敛汗。方选酸枣仁汤加味。

处方:酸枣仁20g,川芎10g,知母10g,茯神20g,当归20g,麦冬10g,生地黄20g,五味子10g,龙骨30g,甘草5g。水煎服,每日1剂。

共服8剂,临床症状消失,舌脉正常。后以酸枣仁汤加麦冬、五味子5剂以巩固疗效。随访半年,未见复发。

按 该患者长期从事脑力劳动,阴血暗耗,肝血不足,神失所养;心阴不足,则虚火内扰,迫津外出,故见失眠,心烦,自汗,盗汗而以盗汗为剧等症。方中酸枣仁汤养血安神,清热除烦;加当归养肝血;加麦冬、生地黄清热养心阴;加五味子、龙骨安神敛汗。因心主神志,而汗血同源,汗为心液,心主神志的生理功能异常,也可引起汗液排泄异常。本案汗证养阴敛汗而不忘养肝清心安神,使神安而汗止,故能取得满意疗效。

◎案

某,女。夜间盗汗3年余,近期加重。每夜入睡即盗汗,醒后汗止,被褥尽湿,且伴有头晕,耳鸣,心悸,四肢乏力,纳差,舌苔红,脉细弱。西医诊断为自主神经功能紊乱。中医诊断为盗汗。证属心肝阴虚,营弱不守,虚热内扰,卫气不固。治宜滋阴敛汗,宁心安神。予酸枣仁汤加减。

处方:酸枣仁30g,知母10g,茯苓12g,甘草6g,黄芪45g,党参30g,麦冬18g,生地黄18g,炙鳖甲12g(先煎),煅龙骨、煅牡蛎各20g(先煎),五味子10g,桂枝3g,白芍12g。每日1剂,水煎分早、晚2次服,药用6剂后痊愈。

按 酸枣仁汤有养心安神、清热除烦之功。方中酸枣仁入心、肝二经,平肝养血宁心,味酸敛阴止汗,补肝血,养心血;川芎辛温,芳香行气活血,通达肝气;茯苓补脾通阴,助酸枣仁安神;知母滋阴泻肾火,清热润燥除烦并缓川芎辛燥,为佐药;甘草和中缓急,且防川芎疏肝泻气。

◎案

张某,女,38岁。夜间盗汗近3年余,近期加重。每入睡即盗汗,醒后汗止,时有头晕、耳鸣;曾服用玉屏风颗粒、黄芪生脉饮口服治疗,效果不佳;近日盗汗加重,被褥尽湿,头晕,耳鸣,心悸,乏力,纳差,舌质红,脉细弱。中医诊断为盗汗。辨证属心肝阴不足,虚热内扰,卫气不固。治以滋阴敛汗、宁心安神。方拟酸枣仁汤加减。

处方:酸枣仁30g,五味子、知母各10g,甘草6g,黄芪45g,党参30g,麦冬、生地黄各15g,白芍、茯苓、炙鳖甲各12g(先煎),煅龙骨、煅牡蛎各20g(先煎)。水煎服,每日1剂。5剂症状减轻,再进5剂痊愈。

按 上症为肝血不足,血不养心,阴虚内热所致,是心、肝二经病变,故用此方化裁获效。

第八节　外科疾病

一、腹膜透析合并顽固性失眠

腹膜透析是利用人体自身的腹膜作为透析膜的一种透析方式。通过灌入腹腔的透析液与腹膜另一侧的毛细血管内的血浆成分进行溶质和水分的交换,清除体内潴留的代谢产物和过多的水分,同时通过透析液补充机体所必需的物质。通过不断地更新腹透液,达到肾脏替代或支持治疗的目的。

酸枣仁汤治疗机制

腹膜透析患者,常肝血、肾阴不足。肝血不足,阴虚内热,母病及子,致心阴亏虚,热扰心神,故至夜而不能入睡,睡亦不安;肾阴亏虚,肾水不能上济于心,心火不能下达于肾,则心肾不交,心火亢盛;肾阴不足,又常影响及肝,出现水不涵木,肝阳上亢而出现失眠。因此导致失眠在腹膜透析患者中普遍存在,若不能及时有效纠正失眠,患者甚则出现焦虑或抑郁状态,严重影响生活质量。《金匮要略·血痹虚劳病脉证并治》云"虚劳虚烦不得眠,酸枣仁汤主之",方中酸枣仁养肝阴,益心血,补心肝之体,与甘草酸甘合用以增养阴之力;川芎理血疏肝,调畅气血而顺心肝之用,与酸枣仁相合一散一收,阴阳合一;知母清虚热除烦,茯苓宁心安神;全方共奏养阴清热,宁心安神之效,对腹膜透析合并失眠的患者有奇效。

医案精选

◎案

李某,女,47岁。2012年9月17日初诊。患者失眠、多梦易醒8个月。病史:患者慢性肾衰竭20余年,尿毒症腹膜透析6年半,既往高血压12年,平素口服苯磺酸氨氯地平,血压控制在(120～150)／(70～90)mmHg,化验血肌酐 800 ~ 950μmol/L,尿素氮 15.5 ~ 24.8mmol/L,血红蛋白浓度 95 ~ 111g/L。8 个月前患者无明显诱因出现失眠、多梦易醒,每日睡眠不足 2 小时,白天精神不振,经加强腹膜透析、口服镇静助眠药后症状缓解不明显,为求中医药治疗前来就诊。

刻诊:精神萎靡,已连续 5 日睡眠不足 2 小时,多梦易醒,情绪烦躁,头重如裹,腰膝酸软,五心烦热,纳少,24 小时尿量约 400 ml,腹膜透析顺利,24 小时超滤量 800 ~ 1 000ml,大便日 1 行,舌红少苔,脉弦细数。

中医诊断为失眠。证属肝肾阴亏血虚,热扰心神。治以滋养肝肾之阴,清热宁心安神。方以酸枣仁汤加减。

处方:酸枣仁 30g,茯苓 30g,川芎 10g,知母 10g,肉桂 10g,黄连 10g,当归 15g,郁金 10g,生姜 3 片,大枣 4 枚,甘草 10g。7 剂,水煎服,每日 1 剂。

二诊:9 月 24 日。睡眠质量较前改善,每日可入睡 3 小时,多梦较前缓解,仍觉腰膝酸软、无心烦热,舌红少苔,脉弦细数。前方治疗有效,效不更方,继予前方加减治疗。

处方:酸枣仁 30g,茯苓 30g,川芎 10g,知母 10g,肉桂 10g,黄连 10g,女贞子 30g,墨旱莲 30g,杜仲 10g,生姜 3 片,大枣 4 枚,甘草 10g。

此方加减服用 4 月余,患者精神转佳,每日可睡眠 4 ~ 5.5 小时,醒后可解乏,纳食较前增多,偶感腰膝酸软及五心烦热,24 小时尿量及腹膜透析超滤量较前无明显变化。此后随访至 2014 年 3 月,患者每日均能入睡 4 ~ 5.5 小时,未再出现多梦易醒,腰膝酸软及五心烦热消失。

按 根据患者失眠、多梦易醒,舌脉等,辨证为肝肾阴亏血虚,热扰心神。治以酸枣仁汤合交泰丸加减滋养肝肾之阴,清热宁心安神。《金匮要略·血痹虚劳病脉证并治》云:"虚劳虚烦不得眠,酸枣仁汤主之。"《素问·阴阳应象大论》曰:"年四十而阴气自半也,起居衰矣。"肝血不足,阴虚内热,母病及子,致心阴亏虚,热扰心神,故至夜而不能入睡,睡亦不安。《类证治裁·不寐》:"阳气自动而之静,则寐;阴气自静而之动,则寤;不寐者,病在阳不交阴也。"若因肾阴亏虚,肾水不能上济于心,心火不能下达于肾,则心肾不交,心火亢盛;肾阴不足,又常影响及肝,出现水不涵木,肝阳上亢而出现失眠。用酸枣仁汤养血而补心肝之体。川芎调畅气血而顺心肝之用,一散一收,阴阳合一。黄连泻心火,少量肉桂引火归原。但又恐滋阴之力不及,又合女贞子、墨旱莲,助知母养阴清热,宁心安神,使水足而神自宁,火清而魂自安。诸药合用滋养肝肾之阴,清热宁心安神。

二、外伤后顽固性眩晕

眩晕是目眩和头晕的总称,以眼花、视物不清和昏暗发黑为眩;以视物旋转,或如天旋地转不能站立为晕,因两者常同时并见,故称眩晕。

外伤性眩晕在临床上仍十分多见,约占脑外伤后综合征的50%,它是由颅脑损伤所引发的,以平衡障碍为特征的运动性幻觉。由于以往对本病大多只为对症治疗,至今尚无理想的治疗方法,患者往往痛苦不堪,严重影响生活和工作。文献报道,酸枣仁汤,对于外伤后眩晕,有一定的治疗效果。

医案精选

◎案

某,女,35 岁。2004 年 9 月 15 日初诊。主诉:间断头晕 9 年,加重 1 个月。9 年前夏天的一个下午,喂自家的耕牛后,牵牛时被牛前蹄踢头部右侧,当即晕倒不省人事。因家中无人,自己醒来时已是傍晚,当时自觉头剧痛如裂,耳后有一鸡蛋大小血肿,面颊皮肤擦伤,右耳道外有血迹。在家人陪同下到村卫生所取土霉素服用,未再做进一步检查及治疗。休息半月后耳后血肿、皮肤擦伤愈,遗留下头晕后遗症。每因感冒劳累头晕加重,头晕时颈项不敢转动,眼前发黑。每次发作自服安乃近0.5g,每日 3 次;土霉素0.5g,每日 3 次症状多能缓解。患者 1 个月前因感冒,头晕症状加重,仍服用上药 3 天,症状反而加重,后又在村卫生所输液治疗 3 天,药名、剂量不详。症状仍然不缓解,反而头晕症状加重,闭目不敢睁眼。3 天前其夫接其来就诊。就诊时查:体温 36.6℃,HR 72 次/分,呼吸 18 次/分,BP 75/45mmHg,扶入病房,闭目不能睁眼。发育正常,营养一般,面色萎黄,查体合作,问答切题,肺(−),心尖部心音稍亢,腹(−)。生理反射存在,病理反射未引出。症见:头晕,心慌,耳鸣,恶心,舌质淡,苔薄白,脉弱。当时患者家属要求服用中药治疗,以经济困难为由,拒绝做其他检查。故 CT 及颈椎正侧位 X 线片、血常规均未检查。经过四诊合参,中医诊断为眩晕。证属寒湿困脾。治以辛散风寒,燥湿健脾。方用藿香正气丸加减。

处方:藿香 12g,紫苏 10g,白芷 10g,半夏 10g,茯苓 10g,桔梗 10g,白术 12g,厚朴 10g,生龙骨、生牡蛎各 18g,泽泻 10g,生姜 3 片,大枣 3 枚,陈皮 10g,2 剂。每日 1 剂,水煎分 2 次口服。

二诊:2004 年 9 月 17 日。仍头晕,眼稍敢睁,颈项不敢转动,头重如顶磨盘,舌质稍红,苔薄白,脉左弱右弦。BP 90/70mmHg。效不更方,藿香正气丸加减。

处方:藿香 12g,紫苏 10g,白芷 10g,半夏 10g,茯苓 10g,桔梗 10g,白术 12g,厚朴 10g,生龙骨、生牡蛎各 18g(先煎),泽泻 10g,生姜 3 片,大枣 3 枚,陈皮 10g,白蒺藜 10g,车前草 15g,干姜 10g。3 剂,每日 1 剂,水煎分 2 次口服。

三诊:2004 年 9 月 20 日。头晕耳鸣减轻,已能自己步入病房,颈部左右可轻转,不敢快转。仍心急失眠,舌质红,苔薄脉左弱右滑。证属心经瘀热,脾被湿困。治以清心经热,燥湿健脾。方用酸枣仁汤加味。

处方:炒酸枣仁 15g,川芎 10g,远志 10g,茯苓 10g,甘草 6g,生龙骨、生牡蛎各 18g(先煎),泽泻 10g,生姜 3 片,白蒺藜 10g,车前草 15g,干姜 10g,大枣 3 枚。7 剂,水煎服,每日 1 剂。

四诊:2004 年 9 月 28 日。步入病室,行走如常人。自诉头晕消失,仍心急失眠,疲乏气短,饮食好,舌质淡,苔薄白,脉弱。方用瓜蒌薤白半夏汤加酸枣仁汤加补中益气汤加减。

处方:瓜蒌 10g,薤白 10g,半夏 10g,炒酸枣仁 10g,川芎 10g,远志 10g,茯苓 10g,甘草 6g,党参 50g,白术 12g,黄芪 15g,升麻 6g,当归 10g,陈皮 10g。7 剂,水煎服,每日 1 剂。

五诊:2004 年 10 月 14 日。现中午 12 点偶有心慌,如果白天心慌,则晚上失眠,晨起疲乏(患者仍拒做血常规及心电图等任何检查),舌质红,苔薄白,脉细数。方用瓜蒌薤白半夏汤合导赤散加减。

处方:瓜蒌 10g,薤白 10g,半夏 10g,木通 6g,竹叶 10g,生地黄 10g,甘草 6g,黄连 3g。7 剂,水煎服,每日 1 剂。

半年后随访,患者已无不适,干农活如前,现感冒后仍有头晕、恶心等症状,较前明显减轻,自服感冒药后症状消失,头晕再无发作。

按 本案患者头晕先是由外伤引起,受伤当时头痛剧烈,而头皮无外伤,考虑有颅内出血的可能,因当时未做进一步检查,只能根据病史症状推断。故患者休息2周后一直有头晕后遗症。中医治疗是辨证论治而非辨病论治,本案患者自就诊到治愈非用一个方剂,而是根据四诊合参选用方剂,充分体现了中医学"遵于法而不拘泥于法"的思想。在三诊、四诊时用到了酸枣仁汤,主要是患者有心急失眠之症。眩晕患者,往往睡眠受到影响,因而常常合并有心急、心烦、失眠等证,严重影响患者生活质量,若不加以积极治疗,往往还会加重患者眩晕病情。

第九节 其他

一、鼻出血

鼻出血(epistaxis)又称鼻衄,是临床常见症状之一,多因鼻腔病变引起,也可由全身疾病所引起,偶有因鼻腔邻近病变出血经鼻腔流出者。鼻出血多为单侧,亦可为双侧;可间歇反复出血,亦可持续出血;出血量多少不一,轻者仅鼻涕中带血,重者可引起失血性休克;反复出血则可导致贫血。多数出血可自止。在中医属于"血证"范畴。

主要可因外伤、气压性损伤、鼻中隔偏曲、炎症、肿瘤、鼻腔异物、鼻腔水蛭等局部原因或因血液疾病(血小板量或质的异常、凝血机制的异常)、急性传染病(流感、鼻白喉、麻疹、疟疾、猩红热、伤寒及传染性肝炎)、心血管疾病(动脉压过高、静脉压增高等)、维生素缺乏(维生素 C、维生素 K、维生素 P 及微量元素钙等缺乏)、化学药品及药物中毒、内分泌失调等全身原因而引起发病。

西医治疗此病，主要是局部止血治疗加药物止血，必要时需行手术治疗，虽然止血迅速，但方法复杂，治标不治本。中医则将其分为热邪犯肺、胃热炽盛、肝火上炎、气血亏虚四型来论治，临床往往可取得良好的治疗效果。

鼻衄多由火热迫血妄行所致，其中肺热、胃热、肝火为常见。另有少数患者，可由正气亏虚，血失统摄引起。

医案精选

◎案

李某，男，42岁。1980年12月15日初诊。患者素体虚弱，遇事心小胆怯，易于惊恐。10天前因夜行受惊，即于当晚寐中鼻衄，此后时流时止，每于惊恐胆怯时发作，近1周来，头晕心悸，不能熟睡，常于梦中惊醒。曾用西药止血消炎剂和中药清热凉血剂治疗，效均不著。见其面色萎黄，鼻衄不止，掌心发热，舌边尖红，脉弦细。血常规及血小板计数正常，出血时间为30秒，凝血时间为2分30秒。辨证为心胆气虚，肝不藏血。治以滋阴养血，安神镇惊。方用酸枣仁汤加味。

处方：酸枣仁20g(先煎)，知母12g，川芎12g，茯苓12g，炙甘草6g，五味子12g，龟板胶10g(烊化)。3剂，水煎服。

二诊：12月18日。服上方1剂后鼻衄止，服3剂后，余症大减，但夜间仍觉心虚胆怯。舌尖红润，切脉小弦。药中病所，效不更方，依上方去龟板胶，加朱砂2g(另冲)，以安神定惊。

三诊：12月20日。服上药2剂，诸症悉除。出血时间为1分30秒，凝血时间为2分30秒。为巩固疗效，服朱砂安神丸1盒以善其后。3个月后随访，病未复发。

按 本案患者外受惊恐，伤及心肝。心伤则神无所归，致惊悸而不寐，肝伤则疏泄失职，血不归藏，血出鼻窍而衄矣。肝胆为表里，肝伤胆亦虚，故易胆怯惊恐。方用酸枣仁汤，旨在养肝镇惊。方中以酸枣仁养血安神。佐川芎行气活血，使血归藏，魂居胆壮，鼻衄自止，茯苓宁神，炙甘草健脾缓肝，知母清热除烦，龟板胶滋阴养血，五味子之酸甘，收耗散之气阴以护肝胆。诸药相使，切合证情，直达病所，故获良效。

二、肝豆状核变性精神障碍

肝豆状核变性又称 Wilson 病,是一种常染色体隐性遗传的铜代谢障碍疾病,由于铜在体内过度蓄积,损害肝、脑等器官而致病。

本病在 10~25 岁出现症状,男性稍多于女性,同胞中常有同病患者。一般病起缓渐,临床表现多种多样,主要症状为:①神经系统症状。常以细微的震颤、轻微的言语不清或动作缓慢为其首发症状,以后逐渐加重并相继出现新的症状。典型者以锥体外系症状为主,表现为四肢肌张力强直性增高,运动缓慢,面具样脸,语言低沉含糊,流涎,咀嚼和吞咽常有困难。不自主动作以震颤最多见,常在活动时明显,严重者除肢体外头部及躯干均可波及、此外也可有扭转痉挛、舞蹈样动作和手足徐动症等。精神症状以情感不稳和智能障碍较多见,严重者面无表情,口常张开、智力衰退。少数可有腱反射亢进和锥体束征,有的可出现癫痫样发作。②肝脏症状。儿童期患者常以肝病为首发症状,成人患者可追溯到"肝炎"病史。肝脏肿大,质较硬而有触痛,肝脏损害逐渐加重可出现肝硬化症状,脾脏肿大,脾脏功能亢进,腹水,食道静脉曲张破裂及肝昏迷等。③角膜色素环(K-F环)角膜边缘可见宽 2~3mm 的棕黄或绿褐色色素环,用裂隙灯检查可见细微的色素颗粒沉积,为本病重要体征,一般于 7 岁之后可见。④肾脏损害。因肾小管尤其是近端肾小管上皮细胞受损,可出现蛋白尿、糖尿、氨基酸尿、尿酸尿及肾性佝偻病等。⑤溶血。可与其他症状同时存在或单独发生,由于铜向血液内释放过多损伤红细胞而发生溶血。⑥其他。骨质疏松、骨骼变形、病理性骨折等。

对于其治疗,目前主要是驱铜治疗及保肝护肝治疗,且应早期诊断,坚持终身,配合低铜高蛋白饮食。早期的驱铜治疗,可防止肝脏和神经症状的发生,如已发生也可得到改善。未经治疗的患者多在症状发生后数年内死亡。

中医对于此病的治疗报道较少,但对于改善其精神症状方面,确有良效。酸枣仁汤,以酸枣仁、茯苓、知母、川芎、甘草组方,虽寥寥数味,然补益肝血之功颇宏。既用酸枣仁至二升以养肝血,复以茯苓、甘草益气健脾,助化源以资肝,知母清润育阴,滋肾水,补肾以养肝,更佐以川芎调血养肝。总之,肝血充,肝阴足,魂得所养而自敛,虚烦得止而寐可安。

医案精选

◎案

尚某,女,23岁,未婚。1981年1月5日初诊。患肝豆状核变性已7年,头部与右侧肢体皆震颤,手足强直拘挛,并发精神障碍,性情急躁,虚烦不眠,幻听颇重。自谓为人所嘲讽与辱骂,惶惧焦虑,坐卧不安,常且哭且笑,肌肤消瘦而干枯,面色萎黄,有暗紫色斑,双目干涩而昏,有棕色角膜色素环。爪甲枯白扁平,舌淡红,舌边有青色斑点,脉细涩。此乃肝血虚挟瘀之候也,予酸枣仁汤,加红花3g、郁金9g,以助川芎活血化瘀,通肝调荣;并加龙齿、灵磁石各30g以镇敛浮魂。服药25剂,幻听消失明显,虚烦不眠之象亦减;继服30剂,幻听尽失,夜寐亦安,且肌肤略润,面部暗紫色斑及舌边青色斑点渐退,肢体震颤及手足拘挛亦稍减,上方去红花、郁金、龙齿、磁石,又稍事加减,迭进150余剂,病告痊愈,随访至今,情况良好。

按 《金匮要略》中此方诸品原用量为酸枣仁二升,甘草一两,知母二两,茯苓二两,川芎二两。据古今医家临床经验,以酸枣仁60g,甘草10g,知母15g,茯苓12g,川芎9g为宜。关于此方之主证,张仲景简言之为"虚劳虚烦不得眠","虚劳"者,泛指由气血、脏腑虚损之诸症,因此方之主证病机系肝阴(血)虚,故当视为"虚劳肝极",除"虚劳不得眠"之外,诸如头晕目眩、耳聋,目眩,咽干口燥,舌质淡红,脉弦细或细数,爪甲枯白或扁平、凹陷,或手足拘挛、肢体震颤等亦为常见之症。

三、慢性疲劳综合征

慢性疲劳综合征(CFS)又称雅痞症、慢性伯基特淋巴瘤病毒(EBV)、慢性类单核白细胞增多症等。是一种身体出现慢性疲劳症状的病症,具体定义是长期间(连续6个月以上)原因不明的强度疲劳感觉或身体不适。其症状包括发热、喉咙痛、淋巴结肿大、极度疲劳、失去食欲、复发性上呼吸道感染、小肠不适、黄疸、焦虑、抑郁、烦躁及情绪不稳、睡眠中断、对光及热敏感、暂时失去记忆力、无法集中注意力、头痛、痉挛,肌肉与关节痛,但无其他慢性器质性及精神性综合征。这些症状与感冒及其他病毒感染相似,因此容易误判。通常医师会误诊为臆想病、抑郁症或精神引起的身体疾病。尚无针对此病毒的药或疫苗,辨识此病并不容易,而且其症状变化很大。

在 20 世纪 80 年代晚期和 90 年代初期,人类疱疹病毒第四型曾经被认为是一种可以引起慢性疲劳综合征的病毒,但后来证实了该病并非由单一因素引起。目前医学界认为慢性疲劳综合征可能是由病毒感染、免疫系统问题、神经系统问题、精神疾病等多重因子造成。过去临床及流行病学研究的结果对环境及其他风险因素的关系仍未能达到一致的看法。

临床表现心理方面:慢性疲劳综合征患者有时心理方面的异常表现要比躯体方面的症状出现得早,自觉也较为突出。多数表现为心情抑郁,焦虑不安或急躁、易怒,情绪不稳,脾气暴躁,思绪混乱,反应迟钝,记忆力下降,注意力不集中,做事缺乏信心,犹豫不决。

身体方面:慢性疲劳综合征患者的体型多数为身体消瘦,但也不能排除少数可能显示出体态肥胖。面容则多数表现为容颜早衰,面色无华,过早出现面部皱纹或色素斑;肢体皮肤粗糙,干涩,脱屑较多;指(趾)甲失去正常的平滑与光泽;毛发脱落,蓬垢,易断,失光。

运动系统方面:全身疲惫,四肢乏力,周身不适,活动迟缓。有时可能出现类似感冒的症状,肌痛、关节痛等,如果时间较长,累积数月或数年,则表现得尤为明显,可有一种重病缠身之感。

消化系统方面:主要表现为食欲减退,对各种食物均缺乏食欲,尤以油腻为著。无饥饿感,有时可能出现偏食,食后消化不良,腹胀;大便形状多有改变,便秘、干燥或大便次数增多等。

神经系统方面:表现出精神不振或精神紧张,初期常有头晕、失眠、心慌、易怒等;后期则表现为睡眠不足、多梦、夜惊、中间早醒、失眠等,甚至嗜睡、萎靡、懒散、记忆力减退等症状。

泌尿生殖系统方面:伴随精神异常,可以出现尿频、尿急等泌尿系统症状。此外,疲劳过甚的人,在容器中排尿最容易起泡沫,且泡沫停留时间长久。生殖系统症状,在男子出现遗精、阳痿、早泄、性欲减退;女子出现月经不调或提前闭经、性冷淡等。长此下去,可能发生不孕不育症。

感官系统方面:在视觉系统主要表现为眼睛疼痛,视物模糊,对光敏感等;在听觉系统则主要表现为耳鸣,听力下降等。

由于西医对慢性疲劳综合征的发病机制不十分明确,因此临床缺乏有效的治疗药物。主要是建议患者尽量休息以及减少压力,少量活动,多吃新鲜蔬菜。

酸枣仁汤治疗机制

在中医文献中虽没有慢性疲劳综合征(CFS)相应的记载,但疲劳作为中医临床中常见的症状,在中医古籍中常被描述为懈怠、懈惰、四肢劳倦、四肢不举及四肢不欲动等。张仲景在《金匮要略》中所论的百合病、脏躁病,《景岳全书》中所述的眩晕,以及历代医家有所描述的郁证等,其病因、病机、症状乃至治疗都与 CFS 有某些相似之处。本病患者大多性格内向多思善虑,且以脑力劳动者为主,多静息,少活动。因肝主疏泄、性喜条达,过度劳倦、内伤情志均可使肝气虚弱而致病。《素问·六节脏象论》曰:"肝者,罢极之本,魂之居也。"肝气虚,则疏泄无权,故见抑郁不乐,表情淡漠,时欲叹息,神疲;肝气郁结,肝血不足,木不疏土则致脾胃虚弱,运化无权,肌肉关节失于濡养,临证可见四肢乏力、关节酸痛、纳呆厌食、少气懒言;肝血不足,心血失养则失眠健忘、心悸气短等。正如唐容川《血证论》所谓:"木之性主于疏泄,食气入胃,全赖肝木之气以疏泄之,而水谷乃化。"人体脏腑功能活动全借肝气的疏泄及升发鼓舞,诚如周学海《读医随笔》中所谓:"凡脏腑十二经之气化,皆必借肝胆之气以鼓舞之,始能调畅而不病。"因此,采用张仲景经方酸枣仁汤,可养血补肝,益肾调脾,清心安神。

医案精选

◎案

姜某,女,35 岁。近 10 个月时觉疲劳,四肢酸软,头痛失眠,月经量少、先后无定期,二便尚调,纳谷不香。多方就诊,疗效不著,经友人介绍,来医院就诊。症见:面容乏华,精神不振,仍诉上述诸症皆备。舌边尖红,苔薄白,脉细弦。诊断为慢性疲劳综合征,责之肝血不足,心火偏旺,脾土受抑。

治以养血柔肝,宁心调脾。疏以酸枣仁汤合黄连阿胶汤,加钩藤 12g、麦冬 15g、炒谷芽、炒麦芽各 30g,2 周后复诊,诸症已去七八。继予原方去钩藤,加柴胡 12g,复用 2 周。后以逍遥丸加天王补心丸巩固。

　　按　方中重用酸枣仁,入心、肝二经,养肝血,安心神;配茯苓加强宁心安神之效;川芎主入肝经,以调畅气机,疏达肝气,与酸枣仁相伍,酸收与辛散并用,相反相成,补肝之体,遂肝之用,具有养血调肝安神之妙;黄连、黄芩、知母清热泻火除烦;生地黄、白芍、阿胶养阴柔肝益肾,起滋肾阴,补心血之功,有交融水火之妙。故两方联合临床用于治疗慢性疲劳综合征,取得了良好的疗效。古人"肝为罢极之本"一说,诚不欺我!

四、梦游

　　梦游,是睡眠中自行下床行动,而后再回床继续睡眠的怪异现象。在神经学上是一种睡眠障碍,症状一般为在半醒状态下在居所内走动,但有些患者会离开居所或做出一些危险的举动。梦游者下床后的行动期间,仍在沉睡状态,大多数梦游睡醒后对自己夜间的行动一无所知。少部分记忆清晰,但不敢确定是梦游,以为自己只是做梦。

　　梦游的方式五花八门,既有寻常的,又有离奇的。有的梦游症患者在熟睡之后,会不由自主地从床上突然爬起来胡说几句;甚至有条不紊地穿好衣服,烧起饭来;或跑到外面兜了一圈后,又回来睡在床上,待到翌日醒来却对夜间发生的事毫无印象。

　　据统计,梦游者的人数占总人口的 1% ~6%,其中大多是儿童和男性,尤其是那些活泼与富有想象力的儿童,大多都出现过数次。而患有梦游症的成年人大多是从儿童时代遗留下来的。如果将仅出现一次梦游的儿童也算进去,梦游的出现率约 25%。一般来说,儿童梦游不算什么大毛病。相比之下,成人梦游则少得多了,但成人梦游则是一种病态行为。

　　形成原因:研究表明,梦游主要是人的大脑皮层活动的结果。大脑的活动,包括兴奋和抑制两个过程。通常,人在睡眠时,大脑皮质的细胞都处于抑制状态之中。倘若这时有一组或几组支配运动的神经细胞仍然处于兴奋状态,就会产生梦游。梦游行动的范围往往是梦游者平时最熟悉的环境以及经常反复做的动作。

诊断标准:①梦游的一般特征。梦游显然是一种变异的意识状态。患者与周围环境失去了联系,他似乎生活在一个私人的世界里。他的情绪有时会很激动,甚至会说一大堆的胡话,旁边人很难听懂他在讲什么。他似乎在从事一项很有意义的活动。这种活动往往是他压抑的痛苦经历的象征式重现。梦游结束后,患者对梦游一无所知。②《精神障碍的诊断与统计手册》(DSM-Ⅲ)的诊断标准。DSM-Ⅲ中的诊断标准是心理学界对梦游症的最新定义,主要包括如下5点:常有睡眠中起床行走行为,通常发生在主要睡眠阶段的最初第三期;当梦游时,患者脸部表情呆板,对他人的刺激基本上不做反应,梦游者也很难被强行唤醒;清醒时(不管是在梦游结束后,还是在第二天早晨)患者对梦游中所发生的一切大都遗忘了;当从梦游状态醒来后的短时间内,患者心理活动与行为均无损伤(尽管醒来最初一刻,患者有迷糊与定向力障碍);梦游的起始及进行过程中没有诸如癫痫症一类的器质性因素加入。

预防和治疗:由于梦游可能出现一定的危险,并可能引起别人的不安,影响当事人的心身健康,必须进行预防和治疗。首先,儿童易出现梦游不必过于惊恐,绝大部分随着年龄的增大,中枢神经系统发育成熟会自愈。如果1周出现3次以上,病情会进一步延续到成年。其次,家庭要给予他们一个温暖安全的生活环境,避免不良心理刺激。家中要做必要的安全防范,如门窗加锁、房内不生火、不放危险物品。在梦游期间,一般不主张唤醒他,以免出现过分的反应。再次,安定类药物对该病有效,同时配合神经营养剂。

医案精选

◎案

陈某,男,18岁。1993年4月20日初诊。该患者6岁时在自家屋后林中玩耍,突然看见树上悬着一条死蛇而受惊吓,后即出现寐中讲梦话,逐渐发展为间发夜间默然而起,或在家中行走,或出户乱走,然后归床而睡,翌日醒后问其事,全无所知。曾在当地用中药治疗无效。刻诊:夜间寐中游走,头晕,咽干,舌质淡暗,脉弦细。辨证为阴血不足,虚火内扰,夹瘀。治以养血安神,清热化瘀。方选酸枣仁汤加味。

处方:酸枣仁 20g,川芎 10g,知母 6g 茯神 15g,丹参 15g,当归 20g,远志 10g,龙骨 30g,甘草 5g。水煎服,每日 1 剂。

共服 20 余剂,临床症状消失,舌脉正常。后以酸枣仁汤调治 2 个月,临床痊愈,随访 2 年,未见复发。

按 本案夜游证起于惊吓,惊则气乱,使心肝气机逆乱,气血失调,病久则气血运行不畅,阴血暗耗,虚火内扰,故见寐中游走,头晕,咽干,舌质淡暗,脉细弦。方中酸枣仁汤养血清热安神;加丹参、当归养血活血,使神有所养;加远志、龙骨安神定志,使神有所归。全方消补并用,切中病机,疗效满意。

五、人格解体神经症

人格解体神经症,又称人格解体障碍。为 10 组基本神经症中的 1 组,是以持续或反复出现对自身或环境感到疏远或陌生的不愉快体验为特征的神经症性障碍。这种异常体验可出现于正常人疲乏时,吸毒和酗酒者,但历时短暂;也可见于脑器质性损害,精神分裂症、抑郁症、焦虑症等精神疾病,作为其临床表现的一部分。只有这类异常体验单独出现,持久存在,引起患者苦恼,或主动要求治疗时,才属于神经症。

本病作为神经症,在国内外均较少见,有关本病的流行学资料有待补充。年龄多见于青少年期;40 岁以后起病者甚少见到。女性患者较男性为多。

病因:人格解体可见于脑器质性疾病,如额叶癫痫,服用致幻剂的人,精神分裂症、抑郁症、焦虑症等疾病;表明这类症状可由多种原因引起。人格解体作为一种原发性精神障碍,其原因尚不清楚。一般认为与精神应激因素有关,如战争、集中营等可导致精神紧张,较易出现这类症状。有人认为这类症状是由于精神整合功能削弱之后,患者对自身和环境中的客体感觉模糊和不实在所致。

临床表现:可表现为人格解体,或现实解体,或二者兼而有之。

人格解体 患者自诉他的情感或内心体验变得疏远、陌生，不是他自己的，或已经丧失了；有的患者觉得他的情感和动作好像是别人的，或觉得他像在演戏；有的患者体验到他的感觉已脱离了他的精神活动或躯体，好像是一位旁观者；有的患者体验到自己像一个机器人，像处于梦境之中；还有的患者自诉体验不到自己的情感，或感到丧失了对自己精神或躯体的支配。患者知道这类体验是异常的，但持续或反复出现，无法消除，因而感到十分痛苦。

现实解体 患者自诉周围环境或特定物体看起来很陌生、变了形、很平淡、毫无生气、枯燥无味，或者觉得周围像一个舞台，每个人都在这个舞台上演戏；可伴有时间或空间知觉的改变。

患者的上述体验如果呈发作性，可伴有头昏、焦虑和恐惧，担心自己会失去理智，或害怕这种现象再次出现。常突然起病，病程大多持续，迁延难愈，各种治疗均见效甚微。部分病例为间歇性发作病程。

本病的治疗有一定困难。支持性心理治疗是必要的；向患者解释这类疾病属功能性障碍，不会产生严重后果；加强自我锻炼，增强体质，有助于促进疾病缓解，减轻患者的紧张、焦虑。森田疗法和催眠疗法也可试用。

药物治疗除针对焦虑、抑郁，选用苯二氮䓬类或三环类药物外，氯氮平对有些病例有效，可以试用。胰岛素昏迷治疗，电抽搐治疗，持续麻醉疗法，乙醚吸入诱导兴奋产生精神发泄作用等治疗方法，曾经用于治疗本病，均无明显效果，不宜采用。

医案精选

◎案

某，男，27 岁。1992 年 5 月 22 日初诊。患者不断狠打自己的腿，询之，谓："我的身体不像是我的，打是为了激起真实感！"又谓："很熟悉的环境，我认不出来，整天像做梦一样，照镜认不出自己，我没有了感情，不会亲，不会恨，身体也变形了。"据询，平素心血不足，易怔悸，少眠，多梦魇，头昏眼花；病起于 7 年前高考熬夜，上述症状曾短时出现，后持续出现，且日益严重，认为得了"怪病"，颇为焦虑、忧愁、憔悴。刻诊：肤瘦，肤色苍白无华而隐现枯黄，目光乏神，唇舌色淡，舌体瘦小，无苔，脉沉细无力。西医诊断为人格解体神经症。中医辨证为心血虚。予加味酸枣仁汤。

处方:酸枣仁90g,黄芪30g,知母6g 茯苓15g,川芎6g,郁金6g,防风6g,甘草9g。首煎加水1 300 ml,煎约 450ml,第二、第三煎均加水1 000 ml,煎约400ml。

并予针灸心俞、神堂、神门、通里等穴,平补平泻,针后艾灸,每日1次。嘱多做功能活动锻炼与劳动,多哼小曲。治至65天,诸症有所减轻,于方中加路路通30g、甘松9g,以透心启神达变。治至102天,诸症大减,治至164天获愈。后予归脾汤加减,嘱续服40剂以巩固之。月余前其胞妹亦患此症来诊,谓其兄经治获愈后,迄今很好。

按 此案人格解体神经症可谓"怪病",一般多谓"怪病多痰",然此案则非。据其肤瘦,肤色苍白而隐现枯黄,而非虽肤瘦而肤色滞暗;目光乏神而非呆滞;唇舌色淡,舌体瘦小,无苔,脉沉细无力,而非唇舌淡暗,苔灰白浊腻,脉沉细小滑,加之其平素心血不足可知,此"怪病"非痰所致,乃心血虚使然。《素问·六节脏象论》云:"心者,生之本,神之处也。"张景岳注:"心藏神,神明由之以变化,故曰:神之变。"患者心血虚,神失所养而失之"变",故出现失却真实感、自我陌生等象。治病求本,故以资养心血之酸枣仁汤为主治之,颇为患者所苦之"怪病"终获良效。方中加甘温益气之黄芪,乃取"气能生血"之理者也;患者颇为焦虑、忧愁、憔悴,故加少量郁金以行气舒郁;加少量防风者,借其微温不燥,辛甘祛风之力以舒郁,且助神达变者也。

◎案

张某,男,38岁。1968年12月5日初诊。患者被推入诊室,惶恐不安且战抖不已。时而东张西望,欲伺机逃走,时而唏嘘长叹,以头撞壁,欲寻自尽。家属代诉:"患精神分裂症已10年,自认为遭亲属及他人陷害,时有被捕被害之虞。"曾长期服氯丙嗪及化痰安神类药品,病势时轻时重。症见:肤略瘦而多灰垢,面㿠略青,眩晕,烦躁不眠,舌质淡红,舌苔中后稍有灰浊腻略干,爪甲枯白扁平,脉弦细。此乃肝血虚损,魂失所养而浮越,复为浊痰乘间袭其舍而致也。予酸枣仁汤加枳实、胆南星各9g以助茯苓化痰清舍,俾肝血充,则浮魂得养而必敛,浊痰祛,则舍清而魂可归宅。服药30剂,被害妄想开始动摇,惶惧及虚烦不眠之象亦大减,且肌肤渐洁而有润色,舌上浊苔亦去。于上方去枳实、胆南星,加龙齿30g,又服40剂,被害妄想消失,夜寐佳,神情怡然,后以上方制丸,嘱续服10个月以巩固,至今已17年未复发。

按 张仲景此方虽寥寥数味,然补益肝血之功颇宏。既用酸枣仁至二升以养肝血,复以茯苓、甘草益气健脾,助化源以资肝,知母清润育阴,滋肾水,补肾以养肝,更佐以川芎调血养肝,肝血充,肝阴足,魂得所养而自敛,虚烦得止而寐可安。

六、药物性焦虑

焦虑症,又称为焦虑性神经症,是神经症这类疾病中最常见的一种,以焦虑情绪体验为主要特征。可分为慢性焦虑(广泛性焦虑)和急性焦虑发作(惊恐障碍)两种形式。主要表现为:无明确客观对象的紧张担心,坐立不安,还有自主神经症状(心悸、手抖、出汗、尿频等)。

医案精选

◎案

陈某,男,20岁。2004年4月29日初诊。患者因失眠、胡言乱语、痴笑、呆滞半年,于4月15日就诊,西医诊断为精神分裂症,予服氯丙嗪治疗。4月28日氯丙嗪日用量为350mg,晨起情绪激动,自诉心里难受,突然殴打其母,并在房间里徘徊走动,不能静坐,心烦易怒,伴口苦、纳差,舌淡红、苔薄白,脉细数。查体:神经系统尚未见病理性体征。西医诊断为药物性焦虑。中医诊断为脏躁。治以宁心定志,清心除烦。方用酸枣仁汤加减。

处方:炒酸枣仁30g,丹参15g,五味子、茯苓、知母各12g,黄芩10g,龙骨、牡蛎各20g(先煎),甘草3g。每日1剂,水煎服。

二诊:5月9日。服10剂,患者已安静,情绪平稳,纳食及睡眠正常。续服10剂,症状消除。

按 药物性焦虑是服用抗精神病药物治疗时常见的不良反应,多见于服药治疗1～2周,发生率约20%。患者表现为无法控制的情绪,激动不安,不能静坐,反复走动,心烦气躁,心悸,是因抗精神病药物导致神经系统锥体外系反应,常加用安坦(苯海索)或苯二氮䓬类药物治疗,但不良作用大,甚至影响患者认知功能。治疗以炒酸枣仁、五味子、丹参、龙骨、牡蛎宁心安神，敛阴定志；佐以黄芩、知母清心除烦，甘草和中缓急。药证相合，疗效甚佳，继服以善后，且无不良反应。

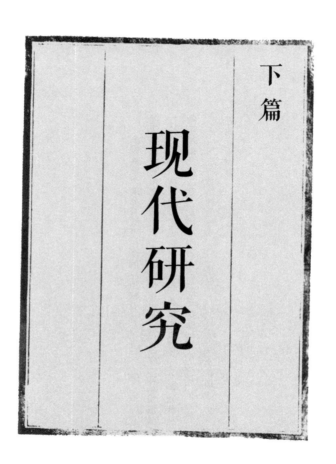

下篇

现代研究

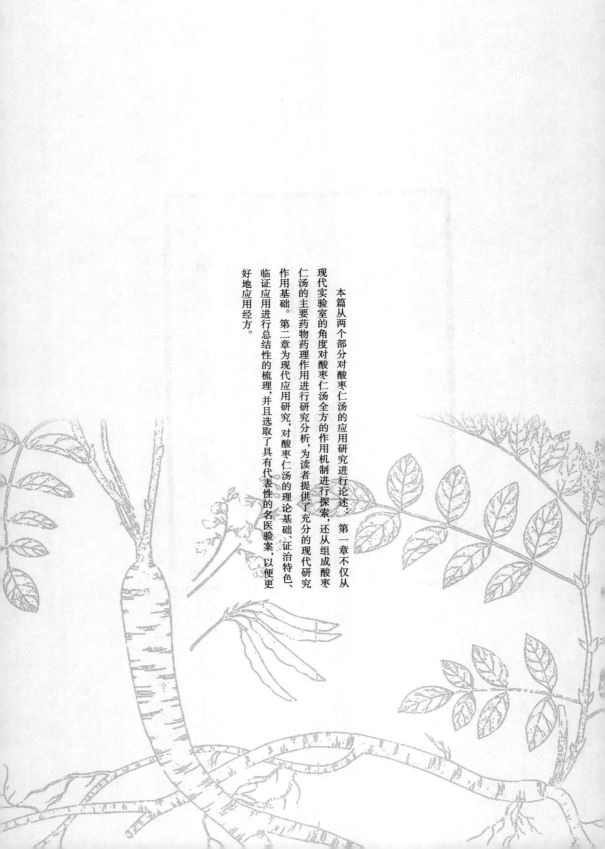

本篇从两个部分对酸枣仁汤的应用研究进行论述：第一章不仅从现代实验室的角度对酸枣仁汤全方的作用机制进行探索，还从组成酸枣仁汤的主要药物药理作用进行研究分析，为读者提供了充分的现代研究作用基础。第二章为现代应用研究，对酸枣仁汤的理论基础、证治特色、临证应用进行总结性的梳理，并且选取了具有代表性的名医验案，以便更好地应用进行经方。

第一章　现代实验室研究概述

第一节　酸枣仁汤全方研究

酸枣仁汤最早记载于汉代名医张仲景的《金匮要略·血痹虚劳病脉证并治》,由酸枣仁、茯苓、知母、川芎、甘草组成,其主要活性成分有皂苷类、黄酮类、有机酸、多糖、挥发油以及金属元素钾、钙、锌、镁等。用于治疗"虚劳虚烦不得眠",疗效确切。其组方精简,治疗因肝血不足,虚热内扰所致的虚烦不寐证,疗效显著。现代药理学研究表明,酸枣仁汤具有镇静催眠、抗惊厥、抗抑郁、抗焦虑、改善记忆等诸多作用。

1. 镇静催眠作用

从现代药理学研究来看,酸枣仁汤的镇静催眠作用即中医理论讲的"养血安神"作用,疗效非常显著,但其作用机制有待深入研究。

2. 抗惊厥作用

马德孚研究发现酸枣仁汤具有较好的抗惊厥作用,也具有对惊厥致死的保护作用,与对照组比较均有显著性差异。

3. 抗焦虑作用

赵立志等人探讨了心脏介入患者的心理应激特点及酸枣仁汤对焦虑评分的干预效果,结果显示该方能明显缓解心脏介入治疗患者围手术期的焦虑、抑郁情绪。

王欣等人的研究表明,酸枣仁汤在 7.5 ~ 15g/kg 剂量范畴内,确有抗焦虑作用,以 7.5g/kg 剂量效果最优,但此效应不随给药剂量的增加而增强,这与一般化学药物所遵循的量效关系规律不同,该方抗焦虑的作用机制可能与影响血中一氧化氮浓度,调节 IL－1β、TNF－α 等细胞因子程度,增添脑组织 GABAA 受体量来增强 GABAA 能的功效有关。

王守勇等人研究认为升高小鼠脑内 β－EP 的含量可能是组分配方 SZRT2,SZRT6(均含多糖和黄酮类成分)发挥抗焦虑作用的机制之一,酸枣仁汤所含的多糖和黄酮类成分可能是升高脑组织 β－EP 含量的物质基础。

4. 抗抑郁作用

夏寒星研究发现酸枣仁汤可以显著改善慢性应激大鼠的兴趣丧失、活动能力下降等精神运动性抑郁症状,明显增加抑郁大鼠的脑内单胺类神经递质含量,因此酸枣仁汤具有抗抑郁作用,其作用机制与增加脑组织中的 5－HT,NE 含量有关。

杨氏等人的研究结果表明,酸枣仁汤可以显著改善抑郁模型大鼠的行为学异常,增加脑内单胺递质含量,且呈一定的量效关系,其抗抑郁作用可能与增加脑内单胺类神经递质含量有关。

5. 降血脂作用

张氏等人实验研究表明,酸枣仁汤对实验高脂血症有较好的降脂作用,在降低三酰甘油(TG)、总胆固醇(TC)、低密度脂蛋白胆固醇(LDL－c),升高高密度脂蛋白胆固醇(HDL－c)方面与安妥明(氯贝丁酯)相当,而在提高卵磷脂胆固醇脂酰基转移酶(LCAT),超氧化物歧化酶(SOD)活性,升高载脂蛋白 AI(ApoAI)水平,降低载脂蛋白 B(ApoB)水平方面则明显优于安妥明。实验表明,酸枣仁汤的降血脂作用与其调节血脂代谢水平有关,其作用机制有待进一步研究。

6. 改善记忆作用

段瑞等人通过水迷路法实验和跳台法试验,发现酸枣仁汤对正常小鼠的学习记忆有增进作用,对东莨菪碱及乙醇所致的记忆获得障碍均有显著的改善作用。

游秋云等通过对"酸枣仁汤对老年血亏阴虚失眠证候模型大鼠脑组织

谷氨酸、γ-氨基丁酸及γ-氨基丁酸A受体表达的影响的相关研究"发现，酸枣仁汤能够通过下调老年血亏阴虚型失眠模型大鼠Glu,GABA 2种氨基酸类神经递质的含量及比值，来减轻脑内兴奋性神经毒性、提高学习记忆能力。

7.对心血管系统的保护作用

（1）抗动脉粥样硬化的作用

王氏等人运用体外培养兔血管平滑肌细胞的方法，研究酸枣仁皂苷A对细胞增殖及sis基因表达的影响，结果表明酸枣仁皂苷A抗动脉粥样硬化可能与其抑制血管平滑肌细胞过度增殖有关。

（2）抗心律失常，保护心脏的作用

邓伟采用全细胞膜片钳技术，观察不同浓度的酸枣仁皂苷A对大鼠单个心室肌细胞膜L-型钙电流（Ica-L）通道的影响，结果酸枣仁皂苷A对Ica-L呈浓度依赖性抑制，提示酸枣仁皂苷A能够影响Ica-L通道的激活态和失活态抑制Ica-L，从而达到抗心律失常，保护心脏的目的。

（3）对脑神经的保护作用

陆晖等人探讨了酸枣仁皂苷A对脑缺血再灌注损伤大鼠神经保护作用及其作用机制，结果酸枣仁皂苷A能抑制脑组织谷氨酸免疫组化阳性细胞的表达，减少神经元细胞的凋亡，在脑缺血急性期具有保护脑的作用。

8.对肝脏的保护作用和对肝炎的治疗作用

朱氏等人通过给小鼠腹腔注射D-半乳糖胺（D-Gal-N）和脂多糖（LPS）制备小鼠急性肝衰竭模型，并于造模前2小时给治疗组灌胃酸枣仁汤，结果表明酸枣仁汤可以提高小鼠存活率，减轻肝脏病变程度，降低血清转氨酶活性及 TNF-α, IL-1β 的浓度，增加肝脏组织中超氧化物歧化酶（SOD）、谷胱甘肽还原酶（GR）的活性，降低一氧化氮合酶（NOS）的活性及丙二醛（MDA）、一氧化氮（NO）的浓度。

朱海鹏等人的临床观察研究表明，酸枣仁汤治疗组的睡眠状况有显著改善，治疗后 TB IL、TNF-α 和 IL-1 血清浓度较治疗前明显降低，治疗组好转率66.7%，显著高于对照组的40.0%。所以，酸枣仁汤能够减轻炎症细胞因子对肝细胞的损害,而且无明显不良反应。

综上所述,酸枣仁汤具有镇静催眠、抗抑郁、抗焦虑、抗惊厥、降脂、改善记忆、保护心脑血管,护肝保肝等药理作用,具有广泛的临床应用前景,值得人们更加深入的探讨和研究。

第二节 主要组成药物的药理研究

1. 酸枣仁

（1）镇静、催眠作用

酸枣仁煎剂给大白鼠口服或腹腔注射均表现镇静及嗜睡,无论白天或黑夜,正常状态或咖啡因引起的兴奋状态,酸枣仁均能表现上述作用,小白鼠口服时的镇静指数为 1.95,与巴比妥类药物表现协同作用,酸枣仁连续应用 6 天,可使动物睡眠变浅,持续时间缩短,即产生耐受性,但停药 1 周后可消失。口服酸枣仁可使防御性运动性条件反射次数显著减少,内抑制扩散,条件反射消退,抑制猫由吗啡引起的躁狂现象。生酸枣仁与炒酸枣仁的镇静作用并无区别,但生酸枣仁作用较弱,久炒油枯后则失效,有认为其镇静的有效成分可能与油有关,另有认为与水溶性部分有关。

（2）镇痛、抗惊厥、降温作用

用热板法证明酸枣仁煎剂 5g/kg 注射于小白鼠腹腔有镇痛作用,对小鼠无论注射或口服均有降温作用,但不能拮抗实验性电休克。

（3）对心血管系统的影响

酸枣仁可引起血压持续下降,心传导阻滞。对大白鼠以两肾包膜法形成的高血压,在手术前或手术翌日给酸枣仁 20～30g/kg,任自由取食,均有显著的降压作用,但大白鼠吃酸枣仁时将外层薄皮留下,并未见镇静现象。

（4）对烧伤的影响

酸枣仁单用或与五味子合用，均能提高烫伤小白鼠的存活率，延长存活时间，还能推迟大白鼠烧伤性休克的发生和延长存活时间，并能减轻小白鼠烧伤局部的水肿。

（5）免疫增强作用

酸枣仁乙醇提取褐色浸膏物明显提高小鼠淋巴细胞转化值，对小鼠抗体溶血素生成也明显高于对照组，能明显增强小鼠的单核巨噬细胞的吞噬功能，可明显增加小鼠的迟发型超敏反应并能拮抗醋酸环丙孕酮（CPA）引起的迟发型超敏反应的抑制。酸枣仁及多糖每天口服 0.1g/kg，共给药 16 天，能增强小鼠的体液免疫和细胞免疫功能，并且对放射性损伤小鼠有一定保护作用。

（6）其他作用

对子宫有兴奋作用，对犬因阿扑吗啡引起的呕吐无抑制作用。不能拮抗家兔的咖啡因中毒。

2. 川芎

（1）对中枢神经系统的作用

川芎有明显的镇静作用。川芎挥发油少量时对动物大脑的活动具有抑制作用，而对延脑呼吸中枢、血管运动中枢及脊髓反射中枢具有兴奋作用。川芎煎剂分别给大鼠、小鼠灌胃均能抑制其自发活动，使戊巴比妥钠引起的小鼠睡眠时间延长，并能对抗咖啡因（20mg/kg）的兴奋作用。但不能对抗戊四氮所致的大鼠惊厥。用川芎煎剂 25～50g/kg 灌胃，能抑制大鼠的自发活动，对小鼠的镇静较大鼠更明显；它还能延长戊巴比妥钠的睡眠时间，但不能拮抗咖啡因的兴奋，也不能防止戊四氮、可卡因的惊厥或致死作用。日本产川芎的挥发油部分对动物大脑的活动具有抑制作用，而对延脑的血管运动中枢、呼吸中枢及脊髓反射具有兴奋作用，剂量加大，则皆转为抑制。

（2）对心血管系统的作用

①对心脏的作用

川芎煎剂对离体蟾蜍和蛙心脏，浓度在 10:5 或 10:4 时使收缩振幅增大、心率稍慢。按恩格尔曼试验，川芎 20g/kg 或 30g/kg 灌胃，也使在位蛙心振幅增大、心率减慢;以 40g/kg 灌胃,则可使蛙心停搏。川芎嗪对麻醉犬也有强心作用,伴有心率加快。去迷走神经的心脏,对川芎嗪仍有明显反应。椎动脉注入较大剂量川芎嗪,其心血管作用不明显。预先给予心得安(普萘洛尔)或利舍平,可完全消除川芎嗪对心脏的作用,因此川芎嗪对心脏的作用,可能是通过交感神经间接兴奋心脏 B 受体所致。

②对冠脉循环的作用

川芎水提液及其生物碱能扩张冠脉和血管,增加冠脉血流量,改善心肌缺氧状况。川芎嗪能明显增加大鼠的心输出量,降低外周阻力,并降低肺血管阻力。用同位素 ^{86}Rb 示踪法,发现大剂量川芎哚也能显著增加清醒小鼠的冠脉血流量,提示能改善心肌代谢,从而缓解心肌缺血等症状。

③对外周血管与血压的作用

川芎、川芎总生物碱和川芎嗪能使麻醉犬血管阻力下降,使脑、股动脉及下肢血流量增加。川芎生物碱、酚性部分和川芎嗪能抑制氯化钾与肾上腺素对家兔离体胸主动脉的收缩作用。川芎浸膏、水浸液、乙醇水浸液、乙醇浸出液和生物碱对犬、猫、兔等麻醉动物,不论腹腔注射或静脉注射均有显著而持久的降压作用。水浸液给肾型高血压犬或大鼠灌胃,亦有明显降低压作用。麻醉犬冠状动脉或静脉注射川芎制剂均可使血管阻力降低,血压下降。给家兔静脉注射川芎嗪可见肠系膜微循环血流速度和微血管开放数目增加。川芎嗪对金黄地鼠去甲肾上腺素造成的微循环障碍不论在口径、流速、流量及毛细管数等方面均有明显改善,其中对微动脉作用最明显。

④对血小板聚集、血栓形成和血液黏滞度的影响

川芎嗪延长在体外 ADP 诱导的血小板凝聚时间,对已聚集的血小板有解聚作用。川芎嗪影响血小板功能及血栓形成可能是通过调节 TXA2/PGI2 之间的平衡,川芎嗪抑制 TXA2 的合成,发现在富含血小板血浆中,加入川芎嗪后 TXA2 引起的血小板聚集受到显著抑制。通过放射薄层扫描、放射自显影和放免测定表明:川芎嗪主要抑制 TXA2 合成酶,作用呈量效关系,即剂量越大抑制作用越强。还对抗 TXA2 样物质的活性,抑制花生四烯酸、凝血酶诱导的血小板丙二醛生成,而对环氧化酶活性和 PGI2 活性无影响,且能增强 PGI2 样物质对家兔血小板聚集的抑制作用。

（3）对平滑肌的作用

川芎浸膏的10%水溶液对妊娠家兔离体子宫，微量时能刺激受孕子宫，使其张力增高，收缩增强，终成挛缩；大量则反使子宫麻痹而收缩停止。用川芎浸膏连续注射妊娠大鼠和家兔，结果胎仔坏死于子宫中，但不坠下，故推论胎仔的坏死可能由于动物子宫受川芎的作用引起挛缩而影响胎仔营养所致。川芎浸膏小量能抑制离体家兔或豚鼠小肠，大量则可使小肠收缩完全停止。

（4）抗菌作用等体外试验

川芎对大肠、痢疾（宋内）、变形、绿脓、伤寒、副伤寒杆菌及霍乱弧菌等有抑制作用。川芎水浸剂（1∶3）在试管内对某些致病性皮肤真菌也有抑制作用。

（5）抗放射作用

川芎煎剂对动物放射病实验治疗有一定的疗效。川芎水溶性粗制剂对大鼠、小鼠及犬的放射线照射与氮芥损伤均有保护作用。川芎对大鼠的抗射线效果比小鼠好，腹腔注射比肌内注射给药效果好，肌内注射给药较灌胃效果好。

（6）其他作用

川芎嗪能增加麻醉兔的肾血流量，并能利尿。川芎嗪能抑制 DNA 合成，提示能抑制蛋白质和抗体生成。川芎有某些抗维生素 E 缺乏症的作用，它能保护雏鸡避免因维生素 E 缺乏而引起营养性脑病。阿魏酸钠可减少 H_2O_2 及 O_2 引起的脂质过氧化反应，有抗 OH 及丙二醛（MDA）溶血的作用。阿魏酸钠可明显降低补体溶血，抑制补体 36（C36）与红细胞膜的结合。川芎嗪对以平阳霉素气管内给药制备的小鼠肺纤维化发生有抑制作用。

3. 知母

（1）抗菌作用

知母煎剂在琼脂平板上对葡萄球菌、伤寒杆菌有较强的抑制作用，对痢疾杆菌、副伤寒杆菌、大肠杆菌、枯草杆菌、霍乱弧菌也有抑制作用，在沙伯氏培养基上，对某些常见的致病性皮肤癣菌也有些抑菌作用。

（2）解热作用

浸膏 2ml/kg（1ml 相当生药 2g），与大肠杆菌（0.03%）2.3ml，同时注射于家兔皮下,或先注射大肠杆菌,隔15min后再注入浸膏,体温均不升高,故认为有解热作用。

(3)其他作用

浸膏给家兔静脉注射,小剂量(0.5ml浸膏中性原液)时对呼吸及血压均无影响,中等量(1~3ml)能抑制呼吸,血压亦轻微下降,大量(7ml)则呼吸停止、血压下降,导致死亡。浸膏液(0.1%~1%)对在位蟾蜍心脏,低浓度无显著影响,中等剂量抑制,大量则麻痹心脏。对妊娠家兔离体子宫无显著影响。

知母干浸膏(6g/kg)给正常家兔注射后,未见对血糖有何影响,醇提取物可引起暂时性的血糖升高。有人报道水提取物,给兔口服200mg/kg,能引起血糖下降,特别是对四氧嘧啶性糖尿病兔,作用更显著。对正常大鼠,知母不能增进葡萄糖之氧化,虽可促进横膈、脂肪组织对葡萄糖的摄取,并使横膈中糖原含量轻度增加,但肝糖原含量却有所降低。对实验性(四氧嘧啶)糖尿病的小鼠,知母水性提取物100~150mg/kg静脉注射,可降低血糖,尿中酮体减少,死亡率较对照组轻。

4.茯苓

(1)利尿作用

茯苓煎剂3g或临床常用量对健康人并无利尿作用,犬静脉注射煎剂48g/kg亦不使尿量增加,对大白鼠亦无效或很弱,兔口服煎剂(接近临床人的用量)亦不增加尿量。但有用其醇提取液注射于家兔腹腔,或用水提取物于兔慢性实验,谓有利尿作用,煎剂对切除肾上腺大鼠单用或与去氧皮质酮合用能促进钠排泄,因此茯苓的利尿作用还值得进一步研究。茯苓含钾97.5%,以30%水煎剂计算,含钠0.186mg/ml、钾11.2mg/ml,故茯苓促进钠排泄与其中含钠量无关(因钠含量太低),而增加钾排泄则与其所含大量钾盐有关。

五苓散在慢性输尿管瘘犬(静脉注射)、健康人及兔(口服煎剂),大鼠口服醇提溶液均表现明显的利尿作用,在犬的实验中可使钠、钾、氯排出增加,但五苓散中主要利尿药物为桂枝、泽泻、白术。也有报道,五苓散煎剂给大鼠口服,剂量增至1g/0.1kg亦未能证明有利尿作用。

（2）抗菌作用

试管内未发现茯苓有抑菌作用。乙醇提取物体外能杀死钩端螺旋体，水煎剂则无效。

（3）对消化系统的影响

茯苓对家兔离体肠管有直接松弛作用，对大鼠幽门结扎所形成的溃疡有预防效果，并能降低胃酸。

（4）其他作用

茯苓能降低血糖，酊剂、浸剂能抑制蟾蜍离体心脏，乙醚或乙醇提取物则能使心收缩加强。对洋地黄引起的呕吐无镇吐作用。

5. 甘草

（1）对消化系统的作用

①抗溃疡作用：甘草的主成分甘草酸对由组胺及幽门结扎所形成的大鼠实验性溃疡亦有明显的保护作用。后据报道，甘草酸能明显减少大鼠幽门阻断导致的溃疡发生率，但对胃液分泌量不但无减少反有增加趋势。动物实验治疗中也发现甘草浸膏等对大鼠结扎幽门，犬由组胺形成的溃疡有明显抑制作用。甘草苷元、异甘草苷元和甘草根的甲醇提取物 Fm100 等对动物实验性溃疡有明显的抑制作用。甘草次酸对幽门结扎的大鼠有良好的抗溃疡作用，其治疗指数较高。

②对胃酸分泌的影响：甘草流浸膏灌胃能直接吸附胃酸，对正常犬及实验性溃疡有大鼠都能降低胃酸。Fm100 十二指肠内给药对急慢性胃瘘及幽门结扎的大鼠，能抑制基础的胃液分泌量，与芍药花苷合用显协同作用。Fm100 对蛋白胨、组胺及甲酰胆碱引起的胃液分泌有显著抑制作用。

③对胃肠平滑肌的解痉作用：临床上使用甘草所含黄酮苷类对兔、豚鼠的离体肠管呈抑制作用，使收缩次数减少，紧张度降低，并对氯化钡、组胺所引起的离体肠平滑肌痉挛有解痉作用，但甘草酸、甘草次酸对平滑肌则无抑制作用。此外，甘草酸铵和甘草次酸口服吸收亦不佳。甘草煎液、甘草流浸膏、Fm100、甘草素、异甘草素等，也对离体肠管有明显的抑制作用。若肠管处于痉挛状态时，则有明显的解痉作用。

④保肝作用：甘草流浸膏（0.2ml/0.01kg）预先给小鼠灌胃能降低扑热

息痛(AAP,对乙酰氨基酚)(200mg/kg,腹腔注射)中毒小鼠的致死率,并对扑热息痛所致小鼠肝损害有明显保护作用。小鼠给扑热息痛后2~3小时的肝糖原下降效应并非肝坏死的伴随结果,而与其毒性代谢产物密切相关。甘草能对抗这一效应,说明它的保护作用可能部分地是由于毒性代谢物的量减少所致。

对胆汁分泌的影响:甘草酸能增加输胆管瘘兔的胆汁分泌,甘草酸5mg/kg能显著增加兔的胆汁分泌,对兔结扎胆管后胆红素升高有抑制作用。

(2)对心血管系统的影响

抗心律失常作用:炙甘草提取液(1ml含中药1g),家兔用乌头碱诱发心律失常出现在2分钟后按1g/kg静脉注射,对照组给等量生理盐水。结果表明对异位节律和室性节律均显示非常显著性差异。表明炙甘草有明显的抗乌头碱诱发的心律失常作用。炙甘草煎剂灌流蟾蜍离体心脏,可使心脏收缩幅度明显增加。甘草酸对离体蟾蜍心脏有兴奋作用,此作用与乙酰胆碱及毒扁豆碱等具有明显的对抗作用,与肾上腺素具有明显的协同作用。

降脂作用和抗动脉粥样化作用:甘草酸对兔实验性高胆固醇症及胆固醇升高的高血压患者均有一定的降低血中胆固醇的作用。甘草酸每天10mg/kg肌内注射,连续5天,对实验性家兔高脂血症有明显的降脂作用。

(3)对呼吸系统的作用

甘草浸膏和甘草合剂口服后能覆盖发炎的咽部黏膜,缓和炎症对它的刺激,从而发挥镇咳作用。甘草次酸有明显的中枢性镇咳作用,甘草次酸的氢琥珀酸双胆盐口服,其镇咳作用与可待因相似。甘草次酸胆碱501mg/kg能抑制豚鼠吸入氨水所致的80%的咳嗽发作,效力与可待因1mg/kg皮下注射无差异。大剂量的甘草次酸(1 250mg/kg)可使小鼠呼吸抑制;甘草次酸对5-羟色胺等物质引起的支气管痉挛,有较弱的保护作用。对电刺激猫喉上神经所致的咳嗽也有明显的镇咳作用。在与甘草相同剂量水平时,氢化可的松也显示镇咳作用,但剂量反应曲线与甘草不同,并且对刺激猫喉上神经引起的咳嗽无效,因此认为甘草镇咳作用与抗炎无关而是通过中枢产生的。甘草还能促进咽喉及支气管的分泌,使痰容易咳出,呈现祛痰镇咳作用。

（4）对中枢神经系统的影响

①抗炎作用：甘草具有保泰松或氢化可的松样的抗炎作用，其抗炎成分为甘草酸和甘草次酸。甘草次酸对大鼠的棉球肉芽肿、甲醛性脚肿皮下肉芽肿性炎症等均有抑制作用，其抗炎效价约为可的松或氢化可的松的1/10。对大鼠角叉菜胶性脚肿和抗炎效价，以氢化可的松为1，则甘草酸、甘草次酸分别为0.14和0.03。甘草酸有抑制肉芽形成的作用，对延迟型过敏症的典型结核菌素反应有抑制效果。甘草酸和甘草次酸，对炎症反应的Ⅰ、Ⅱ、Ⅲ期都有抑制作用。小鼠静脉注射甘草酸25mg/kg、50mg/kg，明显抑制天花粉引起的被动皮肤过敏反应。甘草黄碱酮有抑制小鼠角叉菜胶浮肿和抑制敏感细胞释放化学传递物质作用。甘草抗炎作用可能与抑制毛细血管的通透性有关，或与肾上腺皮质有关，也有认为，甘草影响了细胞内生物氧化过程，降低了细胞对刺激的反应性从而产生了抗炎作用。

②镇静作用：甘草次酸1 250mg/kg，对小鼠中枢神经系统呈现抑制作用，可引起镇静、催眠、体温降低和呼吸抑制等。

③解热作用：甘草次酸和甘草酸分别对发热的大鼠与小鼠、家兔具有解热作用。甘草次酸40mg/kg腹腔注射，对发热大鼠有退热作用，相当于水杨酸钠600mg/kg的效果；对体温正常的大鼠则无降温作用。

④镇痛，解痉作用：从光果甘草提取出的有效物质Fm100具有镇痛、解痉的作用，芍药苷也具有镇静、解痉作用，两者合用有明显的协同作用，说明芍药甘草汤组成的合理性。

（5）肾上腺皮质激素样作用

盐皮质激素样作用：甘草浸膏、甘草酸及甘草次酸对健康人及多种动物都有促进钠、水潴留的作用，这与盐皮质激素去氧皮质酮的作用相似，长期应用可致水肿及血压升高，但亦可利用此作用治疗轻度的阿狄森病。

糖皮质激素样作用：小剂量甘草酸（每只100μg），甘草次酸等能使大鼠胸腺萎缩及肾上腺重量增加（与给予促肾上腺皮质激素相似），另外还有抗黄疸作用及免疫抑制作用等糖皮质激素可的松样作用。而在用大剂量时则糖皮质激素样作用不明显，只呈现盐皮质激素样作用，这可能与其作用机制有关。认为其作用机制可能是由于抑制了皮质激素在体内破坏，或减少其与蛋白质的结合,而使血中游离的皮质激素增多,从而增强其活性。但糖皮质激素与垂体前叶间的反应量调节较强,故血中含量升高达一定程度后即停止。盐类皮质激素受此影响较小。本品所含的先甘草宁有雌激素活性,未成熟大鼠口服能增加子宫重量,但对卵巢重量影响不大。

(6)对泌尿、生殖系统的影响

甘草酸及其钠盐,静脉注射增强茶碱的利尿作用,对醋酸钾则无影响。能抑制家兔实验性膀胱结石的形成。能抑制雌激素对成年动物子宫的增长作用,切除肾上腺或卵巢后仍有同样作用。甘草酸对大鼠具有抗利尿作用,伴随着钠排出量减少,钾排出量也轻度减少。对切除肾上腺的大鼠,甘草酸仍能使钠和钾的排出减少,说明此作用通过肾上腺皮质激素来实现的。甘草次酸及其盐类也有明显的抗利尿作用。认为甘草能增强肾小管对钠和氯的重吸收而呈现抗利尿作用,其作用方式与去氧皮质酮不同,可能是对肾小管的直接作用。

(7)对免疫功能的影响

①抗过敏作用:从甘草中提取的一种复合体(Lx),含有蛋白质、核酸、多糖及甘草酸。豚鼠经静脉注射青霉噻唑(BPO)和人血白蛋白(HAS)攻击后,均立即出现过敏休克症状,5分钟内死亡,休克发生率和死亡率均为100%。豚鼠经给予Lx,然后进行抗原攻击,Lx小剂量组的过敏反应率为25%;大剂量组为21%,且无死亡发生,表明Lx对豚鼠过敏性休克具有明显的保护作用,且随剂量增大保护作用增强。Lx小剂量组豚鼠血清抗青霉噻唑抗体的效价为4-16,大剂量组未测出血清抗体,而致敏对照组抗体效价为256。Lx可明显抑制豚鼠肺中组胺的合成,且随剂量增加作用增强。在小鼠注射卵蛋白抗原前3天给予小鼠Lx 0.2ml腹腔注射,连续15天,分别测定血清IgE、IgG总量和肺组胺含量。结果表明,Lx对小鼠过敏休克有明显的保护效应,亦有显著抑制抗体产生的能力。

②对非特异性免疫功能的影响:小鼠给予甘草酸75mg/kg腹腔注射,每日1次,共4天,末次给药后,给予印度墨汁,取血检查廓清指数K值。结果甘草酸组的K值为0.048 ± 0.020,对照为0.029 ± 0.015,相比较有显著差($P < 0.01$)表明甘草酸能显著提高小鼠对静脉注射碳粒的廓清指数,提示

它能增强网状内皮系统的活性。生甘草与蜜炙甘草亦有同样的作用。

③对特异性免疫功能的影响:采用体外抗体产生系统研究了甘草酸对多克隆抗体产生的影响。结果表明一定浓度的甘草酸能使抗体产生显著增加。另外,从人末梢血单核细胞分离黏着性细胞,加各种浓度甘草酸培养后,将培养上清液中加入单核细胞,探讨对 PWM 刺激诱导抗体产生的影响。结果体外抗体产生增强,测定培养上清液中白细胞介素 1(IL – 1)活性时,证明白细胞介素 1 显著增多。提示甘酸的体外抗体产生增强作用与白细胞介素 1 产生增强有关。

(8)抗病毒作用

①抗艾滋病毒的作用:甘草皂苷能够破坏试管的艾滋病毒细胞(HIV),0.5mg/ml 的甘草皂苷对艾滋病毒的增殖抑制 98% 以上,50% 空斑形成抑制值为 0.125mg/ml。由于甘草皂苷不能抑制艾滋病毒的逆转录酶,提示它是通过恢复 T 辅助细胞而发挥作用。近来报道西北甘草中的新多酚类在低浓度时与甘草酸相比,显示出对艾滋病毒细胞的增殖抑制效果。

②抗其他病毒的作用:甘草多糖具有明显的抗水疱性口炎病毒、腺病毒3 型、单纯疱疹病毒 1 型、牛痘病毒等活性,能显著抑制细胞病变的发生,使组织培养的细胞得到保护。

(9)抗菌作用

甘草的醇提取物及甘草次酸钠在体外对金黄色葡萄球菌、结核杆菌、大肠杆菌、阿米巴原虫及滴虫均有抑制作用,但在有血浆存在的情况下,其抑菌和杀阿米巴原虫的作用有所减弱;甘草次酸钠在体外对滴虫的最低有效浓度为 30 ~ 60μg/ml。

(10)解毒作用

甘草浸膏及甘草酸对某些药物中毒、食物中毒、体内代谢产物中毒都有一定的解毒能力,解毒作用的有效成分为甘草酸,解毒机制为甘草酸对毒物有吸附作用,甘草酸水解产生的葡萄糖醛酸能与毒物结合,以及甘草酸有肾上腺皮质激素样作用增强肝脏的解毒能力等多方面因素综合作用的结果。

(11)抗肿瘤作用

甘草酸对大鼠腹水肝癌及小鼠艾氏腹水癌(EAC)细胞能产生形态学上

的变化,还能抑制皮下移植的吉田肉瘤,其单铵盐对小鼠艾氏腹水癌及肉瘤均有抑制作用,口服也有效。甘草次酸对大鼠的移植 Oberling Guerin 骨髓瘤有抑制作用,其钠盐在最大耐受剂量时对小鼠艾氏腹水癌(EAC)及肉瘤 - 45 细胞的生长有轻微的抑制作用。甘草苷对大鼠腹水肝癌及小鼠艾氏腹水癌细胞能产生形态学上变化。大戟二萜醇对二甲苯蒽致小鼠皮肤癌的促发作用,可被甘草酸显著抑制。

(12)其他作用

利用听觉电生理方法和均加技术,以耳蜗微音电位和听神经复合动作电位为客观指标,研究了甘草次酸对豚鼠内耳听觉功能的影响。给豚鼠肌内注射甘草次酸 100mg/kg 后,由短声引起的耳蜗微音电位和听神经动作电位振幅增大,听神经动作电位反应阈值降低,表明甘草次酸具有提高豚鼠内耳听觉功能的作用。

第二章　现代应用研究

　　酸枣仁汤作为治"虚劳虚烦不得眠"的主方，其组方简约，用药精当，历来被视为传世名方之中的经典之剂，在诸多疾病的治疗中均被广泛应用。特别是当今许多名老中医，他们在自己长期临床实践之中，深入领会其组方要义，结合现代疾病的特点，通过对其进行灵活加减，将酸枣仁汤更加广泛地应用于内科、外科、妇科、儿科等多种疾病，并取得了较好的疗效。虽然有很多病例属于个案报道，但仍可反映出诸位名医的辨证诊疗思路。本章对期刊文献中有关当代名医运用小柴胡汤的经验进行梳理总结，以飨读者。

第一节　理论阐微

　　中医认为，人之所以能睡觉，是由于阳伏于阴，气藏于血。若人血虚，则阳气很难伏藏，而浮扬于上。中医认为，心主血、肝藏血，阴血虚则心血、肝血俱受影响。心居上焦，因而上焦之津液匮乏，不足胜阳气非时之扰，故烦而不得眠也。治疗时，不外养血润燥、滋阴潜阳。在清代高学山的《高注金匮要略》中说："但润药皆阴，降药趋下，苟非抬高下引，则失神气浮扬之位而无益也。夫枣性最高，为胸分之药。酸能敛气归根，仁能伏神守宅，故重用而先煮之以为主,然后以川芎滋心血,以知母润肺气,以甘草浮缓之,而使徐徐下行,且以解虚烦之躁急也。以茯苓降渗之,而使少少下引,正以领枣仁之敛伏也。"即以酸枣仁,补肝敛气,为君药。以知母、甘草清热滋阴润燥;茯苓、川芎行气除痰。

清代喻嘉言论此方所云虚劳虚烦,为心肾不交之病。肾水不上交于心火,心火无制,故烦而不得眠。故治疗时,交通心肾至关重要。

在清代陈修园的《金匮要略浅注》中说:"又有一种心火炽盛,实由肝郁而成。木能生火,火盛则肝魂不安,此虚劳兼见之症,亦虚劳常有之症,故特为之分别曰虚劳,虚烦不得眠,以酸枣仁汤主之。"指出本证实由肝郁而成,因此,治疗时疏肝解郁亦为常法。

第二节 现代医家发挥

一、主治失眠

1. 具体组方

酸枣仁汤加减:酸枣仁30g,川芎15g,知母15g,茯苓15g,百合15g,柏子仁20g,首乌藤20g,合欢花15g,龙骨20g,牡蛎20g,竹叶柴胡20g,生白芍15g,法半夏15g,黄连9g,肉桂5g,炒麦芽15g。

2. 组方理论

杨东东教授在临床上治疗失眠时主要从心、肝二脏入手,结合患者的证候表现,四诊合参,圆机活法,运用酸枣仁汤灵活加减,使得阳入于阴,寤寐协和,从而达到调理人体气血阴阳的目的。

酸枣仁汤源于张仲景《金匮要略·血痹虚劳病脉证并治》:"虚劳虚烦不得眠,酸枣仁汤主之。"功用:养血安神,清热除烦;主治:心肝血虚,虚火内扰证。

《金匮要略心典》载："人寤则魂寓于目，寐则魂藏于肝。虚劳之人，肝气不荣，则魂不得藏，魂不得藏，故不得眠，酸枣仁补肝敛气，宜以为君。而魂既不归容，必有浊痰燥火乘间而袭其舍也，烦之所由作也。故以知母、甘草清热滋燥，茯苓、川芎行气除痰。皆所以求肝之治，而宅其魂也。"不仅解释了寤寐与肝的关系，而且对药物配伍的说明言简意赅、切入病机。杨教授用酸枣仁汤去炙甘草，以其甘缓不利于气血运行而易于郁滞化热故舍之，常选用生甘草，以其味甘而性凉，清火解毒见长。百合甘、微寒，入肺、心、胃经，有养阴润燥、清心安神之效，临床多用于阴虚有热、扰及心神之失眠、心悸。

《金匮要略·百合狐惑阴阳毒病证治第三》载："百合病者……欲卧不能卧，欲行不能行……如有神灵者，身形如和，其脉微数。"其中"不能卧"即是不寐的表现，此属心肺阴虚，百脉失养，内热扰神而"不能卧"。临床多用滋养心肺、凉血清热的百合地黄汤类方治之，各方中均以养阴清心、宁心安神的百合为基本治疗药物，杨教授用之即取其功，恰合心肝阴虚有热，扰动心神的病机。柏子仁味甘质润，药性平和，主入心经，有养心安神之用。

《校注妇人良方》中养心汤有柏子仁，柏子仁与酸枣仁配伍，二仁质润，仁者心也，入心经而滋阴养心安神。首乌藤亦称为首乌藤，性甘平，归心、肝经，补养心肝阴血而安神，谓之首乌者，即可使阴阳交会，气血安和，适用于阴虚血少之不寐多梦、心神不安、眩晕乏力等症。合欢花性味甘平，入心肝经，有解郁安神之功效。

《神农本草经》载："合欢，味甘平。主安五脏，和心志，令人欢乐无忧。"本品有条达肝木气郁，安和五脏，悦心安神之效，适用于情志不遂，忧郁心烦，心神不安之症。竹叶柴胡、法半夏、龙骨、牡蛎4味药取自《伤寒论》经方柴胡加龙骨牡蛎汤，《伤寒来苏集》对于方中药物的解释为："龙骨重能镇惊而平木，蛎体坚不可破，其性守而不移，不特静可以镇惊，而寒可以除烦热……半夏引阳入阴，能治目不瞑，亦安神之品。"竹叶柴胡为柴胡属下的一种，性苦辛微寒，调达肝气，疏肝解郁，又可解少阳半表半里之邪，舒展少阳气机；法半夏辛温燥湿化痰；龙骨、牡蛎质重沉降，镇心安神。杨东东教授取此四物治疗失眠，即用之和解少阳枢机，镇心安神。生白芍苦酸微寒，养血敛阴,与辛散之柴胡配用,散收共用,刚柔并济,取自经方"四逆散"之意,二药配伍恰合乎肝木体阴用阳之性,与酸枣仁和川芎的配伍有异曲同工之妙。

黄连、肉桂出自交泰丸,方名出自王士雄《四科简效方》,其曰:"生川连五钱,肉桂心五分,研细,白蜜丸,空心淡盐汤下。治心肾不交,怔忡无寐。"当心肾不交时,肾阴亏虚,心火亢盛,扰及心神,则出现心烦失眠等症,此二药可使阴阳交泰,心神安和。

炒麦芽甘平健胃消食,《药性论》载:"消化宿食,破冷气,去心腹胀满。"此用之特取其疏肝解郁之功,以解肝气郁滞。

全方配伍以心肝为主,兼顾到脾肾,功以养血调肝、宁心安神为主,杨东东教授以此方为基础方,根据患者的临床症状,四诊合参,灵活加减,每应手取效。

3. 随症加减

(1)肝气郁滞者合丹栀逍遥散加减

临证时见肝气郁结,郁久化火,胸胁胀痛,烦闷急躁,面赤口干,食欲不振,时有潮热,特别是妇女月经先期,经行不畅,乳房与少腹胀痛等肝气郁滞者,可合丹栀逍遥散治疗。以柴胡、郁金、厚朴、香附、当归等调气和血,生白术、茯苓、生甘草健脾益气,牡丹皮、栀子清肝泻火。

(2)痰热扰心者合痰郁舒方加减

痰郁舒方为杨教授经验方,取黄连温胆汤之意。清代陆廷珍在《六因条辨》中谈及其具有"清热化痰,调畅气机"之功,临床用之清热化痰、宁心安神。此类患者由于突然受到情绪影响,思虑过度,导致气机逆乱,脾胃运化失常,酿成痰湿,郁而化热,痰火内扰,神志不安,失眠日益加重,患者表现出情绪焦虑不安,头晕耳鸣,两肋胀痛,口干且苦,舌紫苔黄腻,脉细弦等,均是肝家气火失司,痰火内扰之象,临床合用痰郁舒方治之,疗效颇佳。

(3)心脾两虚者合归脾汤加减

心脾两虚者临床见失眠,不易入睡,多梦易醒,心悸健忘,乏力少食,头晕目眩,四肢倦怠,便溏腹胀,面色萎黄,妇人月经不调、崩漏带下等症。因心主血,脾统血,思虑过度则暗耗心血,心脾两虚,气血失和,无以奉养心神而致不寐。治疗合用归脾汤加减。方中黄芪、白术、党参、茯苓益气;龙眼肉、当归养血；木香、远志使补而不滞，为通补之意。

（4）湿阻三焦者合达原饮加减

湿阻三焦临床表现为诸多脏腑的症状，如心悸、纳差、小便不利等三焦受邪之象，伴有舌苔黄腻、脉弦滑。治疗合用达原饮加减。《温疫论》载："槟榔能消能磨，除伏邪，为疏利之药，又除岭南瘴气；厚朴破戾气所结；草果辛烈气雄，除伏邪盘踞，三味协力，直达其巢穴，使邪气溃败，速离膜原，是以为达原也。热伤津液，加知母以滋阴；热伤营气，加白芍以和血；黄芩清燥热之余；甘草为和中之用。"

4. 医案精选

肖某，女，42 岁。2014 年 5 月 12 日初诊。主诉：入睡困难 10 年余。症见：神志清，精神可，失眠，不能入睡，梦多，易醒，全身乏力，易疲劳，情绪时好时坏，口不干苦，纳可，二便正常，舌红，苔薄黄，脉沉细、右关弦。辨证为心肝阴虚有热，热扰心神；法当滋阴养血、宁心安神。

处方：酸枣仁 30g，川芎 15g，知母 15g，茯苓 15g，生白芍 15g，柏子仁 20g，百合 15g，首乌藤 20g，合欢花 15g，龙骨 20g，牡蛎 20g，竹叶柴胡 20g，法半夏 15g，炒麦芽 15g。共 4 剂，水煎温服，每天 3 次。

并嘱其清淡饮食，按时起居，夜可泡脚至膝部。

二诊：5 月 19 日。服药后患者睡眠有所改善，入睡较前容易，多梦，易醒，心烦，口干苦，情绪低落，怕冷，纳可，二便如常，舌红暗，苔薄黄，脉沉细。在原方基础上加栀子 15g、黄连 9g。共 4 剂，水煎温服，每天 3 次。

三诊：5 月 26 日。患者睡眠明显改善，能入睡，梦少，不易醒，稍有心烦，情绪低落，口不干苦，怕冷，夜晚手足心出汗，月经延期，二便调，纳可，舌红，苔薄黄，脉沉细。在上方基础上加减，去牡蛎、栀子，加香附 15g、茵陈 10g。共 4 剂，水煎温服，每天 3 次。

四诊：6 月 4 日。患者睡眠明显改善，可以入睡，睡眠较深，情绪低落好转，二便调，纳可，舌暗边有齿痕，苔薄白，脉沉细。继予上方 10 剂巩固疗效。

按 患者失眠多年，受情绪影响时好时坏，思虑过度，思则气结，导致气机郁滞，暗耗阴血，心肝阴虚，日久化热，扰动心神，神志不安，失眠日益加重，临床表现为不能入睡，多梦，易醒，全身乏力，易疲劳，情绪时好时坏，口不干苦,纳可,二便正常,舌红,苔薄黄,脉沉细、右关弦,均是心肝阴虚有热之象。方用酸枣仁汤之意,以酸枣仁、柏子仁、首乌藤、生白芍养血安神;以柴胡、川芎、合欢花、炒麦芽调和肝木之郁滞;知母、百合质润为生水之源;龙骨、牡蛎重可镇怯;法半夏、茯苓祛湿化痰。诸药合用,药简效良。二诊时患者心烦、口干苦,故在原方基础上加栀子、黄连以清心经火热而收效。三诊时患者有怕冷,夜晚手足心出汗,月经延期,恐内有湿热,气血不畅,阳气郁于内,故加茵陈清热利湿,香附调气活血,使气机通畅,阳气达表。

二、主治绝经前后诸症

1.具体组方

百合酸枣仁汤:黄连9g,盐知母、麦冬各12g,炙百合、生龙骨、生牡蛎、浮小麦各30g,菟丝子、淫羊藿、炒酸枣仁、川牛膝各15g,肉桂3g,生甘草6g。

随症加减:面部潮红者,加钩藤12g;头晕、头痛显著者,加天麻12g;汗出多者加山茱萸15g;失眠多梦者加远志10g,首乌藤、合欢皮各15g;胸闷、心悸、气短者,加党参15g、五味子12g;月经淋漓不断者,加茜草炭12g、海螵蛸15g;带下色黄、阴部或小便灼热不适者加黄柏10g、车前子各15g。

2.组方理论

绝经前后诸症相当于西医学的围绝经期综合征,不仅表现有众多身体症状,而且有不同程度、表现多样的心理异常变化,是一种较典型的身心疾病。不少学者认为绝经前后诸症临床以肾阴阳两虚,心肾不交最为常见。以补肾气,调理肾阴肾阳,调冲任为主,使阴阳恢复平衡为治疗绝经前后诸症之法则。此系水亏火旺,阴虚阳亢,心肾不交,君、相二火扰动心神及头面所致,故其治当以滋阴降火、潜阳敛阴、宁心安神为要,而以百合地黄汤、酸枣仁汤、交泰丸三方化裁。方中炙百合养阴润肺,益气清心安神;炒酸枣仁补肝养血安神,知母益水济火,清虚热,并有镇静安神之功;黄连、肉桂交通心肾,清火安神;生龙骨、生牡蛎重镇安神,滋阴潜阳,结合川牛膝引血下行可抑制升浮之气;麦冬、浮小麦养心阴、益心脾、安神宁心;菟丝子、牛膝补肾之阴阳,佐以温补肾阳之淫羊藿是根据中医"阴生阳长"之理,对于肾阴虚者,在大队补阴药中稍佐助阳之品,是取《景岳全书》所谓"善补阴者,必于阳中求阴,则阴得阳升而泉源不竭"之意;甘草为使,和中缓急。

3. 临床研究

杨洋、刘颖丽等应用百合酸枣仁汤治疗绝经前后诸症 72 例,治疗结果表明,接受治疗的 72 例患者,经过 2 个疗程的治疗,显效 20 例,有效 45 例,无效 7 例,总有效率为 90.2% ,疗效显著。

4. 医案精选

王某,女,48 岁。形体消瘦,精神疲惫,2 年前开始月经紊乱,服谷维素及逍遥丸等药,效果不明显。伴见失眠健忘,腰酸乏力,头晕耳鸣,五心烦热,潮热汗出,舌质红、苔薄白,脉沉细。治以补肾填精,交通心肾。方用百合酸枣仁汤加减。

处方:黄连 9g,盐知母、麦冬各 12g,炙百合、生龙骨、生牡蛎、浮小麦各 30g,菟丝子、淫羊藿、炒酸枣仁、川牛膝各 15g,肉桂 3g,生甘草 6g。

服药 2 周,潮热汗出减少,腰酸消失。仍心烦失眠,去浮小麦,加远志 10g、首乌藤 15g,服药 2 周,睡眠明显好转,每晚睡 6 小时以上,心烦消失,记忆力好转,停药 1 周观察,未见复发。

三、主治荨麻疹

1. 具体组方

自拟益威羌防四物酸枣仁汤:益母草 15g,威灵仙 12g,羌活 9g,防风 10g,秦艽 9g,五加皮 9g,大熟地黄 25g,当归 20g,川芎 12g,白芍 15g,酸枣仁 20g,丹参 9g。

2. 组方理论

荨麻疹尽管致病因素众多,中医认为多与风邪有关。但因其人为气虚血弱之质,心肝血虚之体,盖肝为风木之脏,体阴而用阳,肝失血藏,水不涵木,胞脉空虚,势必易致风动,经行有异;心为神明之脏,五脏六腑之大主,神失血养,故寝寐不安,搔抓不止。此病以四物养血,羌活、防风、威灵仙、秦芄、五加皮通络祛风,益母草调经,重用酸枣仁;白芍、刺蒺藜安神平肝以止痒,既合《病机十九条》"诸风掉眩,皆属于肝……诸痛痒疮,皆属于心",又符前贤"治风先治血,血行风自灭"之意。依此立法组方,故必能效。

3. 医案精选

赵某,女 42 岁。1993 年 4 月 19 日初诊。自诉从 1989 年秋始发全身瘙痒,继起风团,其后风团越来越多,搔抓无度,被诊断为"荨麻疹",在县医院、中医院多次门诊中西药治疗,都能获效,但反复发作,间隙时间最长不过半年,时轻时重,3 年有余。此次发作最为严重,遍身风团,面目及四肢皆充血水肿,尤以肘腕关节部位为甚,畏风微寒,全身不适,夜不能寐,食欲差,精神疲,卧床不起。

观其病历记载,西药多用维生素 C、钙剂加葡萄糖静脉滴注、抗组织胺及皮质激素类药;中药多以养血祛风止痒为法。望其形体消瘦,面色萎白,舌淡苔薄;问其常诉头晕心慌,夜眠不安,月行迟退,量少质稀,每次发作多在月经来潮之前,且易无事自烦;按其两脉细沉无力。辨证认为此乃气虚血弱,肝失血藏,胞脉虚衰,风气内动为患所致。治以养血祛风,治血周经,安神止痒。自拟益威羌防四物酸枣汤。

处方:益母草 15g,威灵仙 12g,羌活 9g,防风 10g,秦艽 9g,五加皮 9g,大熟地黄 25g,当归 20g,川芎 12g,白芍 15g,酸枣仁 20g,丹参 9g。5 剂。

浓煎药汁,1 剂 2 服,2 剂服下,风团消退,搔抓休止。嘱上方加刺蒺藜 9g,继服 5 剂,故其疗效。随访 1 年有余,未再复发。

四、对服药时机的研究

1. 服药时机——子时

子时(23 时至翌日 1 时),胆经最旺。中医理论认为:肝之余气,泄于胆,聚而成精。胆为中正之官,五脏六腑取决于胆。气以壮胆,邪不能侵。胆气虚则怯,气短,谋虑而不能决断。丑时(1～3 时),肝经最旺。肝藏血,人的思维和行动要靠肝血的支持,废旧的血液需要淘汰,新鲜血液需要产生,这种代谢通常在肝经最旺的丑时完成。"人卧则血归于肝",如果丑时前未入睡者,面色青灰,情志倦怠而躁,易生肝病。《名医别录》中记载酸枣仁能"补中,益肝气,坚筋骨,助阴气,令人肥健"的记载。根据"酸枣仁味酸性收,故主肝病","专补肝胆亦复醒脾"以及"能散肝胆二经之滞……除烦益胆气"等说法,认为酸枣仁为肝胆家之要药,故多嘱咐患者23时左右服用酸枣仁汤,治疗子时的疾病可行经脉中的营气,川芎是肝脏的引经药。所以23时服药,会取得事半功倍的效果。

2. 临床研究

何艳等自2008年2月至2009年12月在门诊对130例原发性高血压患者,采用配合子时服用酸枣仁汤加减。

处方:酸枣仁(微炒)、敷料各30g,川芎15g,知母(切,焙)、甘草(炙)各15g。

服用方法:以上药物用水230ml,煎至180ml,去滓备用。另外用酸枣仁30g研末分早、晚用药汁冲服。晚上一顿药物要求在23时服用。患者原西药降压治疗保持不变。

辨证加减:睡眠时惊醒,心悸梦多,舌淡,脉弦细者,可加龙齿、人参、郁金;如果心烦躁较甚者,可加入川黄连、栀子;血虚甚者,加入当归、龙眼肉;阴虚火旺甚者,加生地黄、麦冬;盗汗者,加五味子、浮小麦、煅牡蛎。10天为1个疗程。结果显效90例,有效17例,无效23例。取得较好疗效。

3. 医案精选

段某,女,72岁。高血压病史40余年,一直服用卡托普利等降压药物。近半月来出现失眠、烦躁不安、心悸、头晕等症状,血压持续不降,在(180～200)～(110～130)mmHg波动。自服舒乐安定等药物,睡眠有所改善,但头晕、心悸,烦躁症状仍在,血压没有改善。给予酸枣仁汤加减。

处方:酸枣仁60g,知母10g,川芎6g,茯苓15g,甘草6g,郁金10g,丹参20g,水煎服。

停服舒乐安定,继续服用卡托普利。服药3剂后复诊,患者自觉症状明显好转,测BP 140/90mmHg。嘱继续服用原方10剂后复查BP 130/85mmHg。

五、可替代酸枣仁汤中草药的备选中草药

1. 安神定智、潜阳降渗中草药

可选酸枣仁、回心草、小叶薄荷、朱砂、首乌藤、合欢皮、龙骨、远志、地花生、刺参、柏子仁、含羞草、猪心、磁石、长春花、茯苓、茯神、木龙齿、珍珠、琥珀、缬草、素馨花、蛴螬、沙枣、郁金香根、安息香、紫石英、乌饭子、柏树果、合欢草、柏枝、药王茶、红木子、山丹、酸枣仁(熟酸枣仁)、广东合欢花(片)、龙齿等。

2. 养血活血中草药

可选用川芎、鸡血藤、藏红花、红花、穿山甲、田七、牛膝、益母草、牡丹皮、姜黄、月季花、没药、延胡索、水红花子、乳香、土三七、五灵脂、莪术、丹参、大血藤、红木香、八月札、茅膏菜、蚂蟥(水蛭)、芫蔚子、大浮萍、紫雪花、山韭菜、牡丹花、三棱、月季花叶、水泽兰、野丁香根、白屈菜根、红五加、山丹花等。

3. 补阴中草药

可选知母、黄精、白芍、石斛、阿胶、何首乌、枸杞子、当归、茜草、紫河车、熟地黄、桑寄生、桑葚、大枣、鳖甲、麦冬、南沙参、黑芝麻等。

4. 补气中草药

若气虚明显,可酌情添加补气类中草药:炙甘草、人参、黄芪、山药、西洋参等。

5. 清热类中草药

若热象明显,可酌加羚羊角、山羊角、石膏、忍冬藤、羊角草等。

六、名医医案

陈国权

陈国权是湖北中医药大学教授、主任医师,湖北省老中医药专家学术经

验继承工作指导老师,曾担任中华中医药学会仲景专业委员会副主任委员,教研《金匮要略》40 余载,善用经方治疑难杂症。其运用《金匮要略》酸枣仁汤加减治疗不寐验案如下:

◎案

左某,女,47 岁。2012 年 3 月 23 日初诊。主诉:入睡困难 10 余年,加重 3 个月。10 余年前即入睡困难,每晚平均睡眠时间不足 5 小时,易惊醒,醒后难以复睡,晨起头晕。近 3 个月来,上症加重,必须服用安眠药才可入睡,甚则彻夜不眠,即使入睡亦不深,梦多,盗汗,有时手足心热,早起双目干涩,月经来潮前 1 周心悸、胸闷,伴小腹下坠感,经量略少,色红偏暗。大便日 1 行,尿黄,夜尿 2 次,有时腰痛,近 3 年来自觉记忆力差,常发口腔溃疡,伴声音嘶哑。舌红、少苔,脉左细、右微弦。中医诊断为不寐。证属肝阴血虚,热扰心神。治以滋阴退热,宁心安神。以酸枣仁汤、一贯煎合甘麦大枣汤加减。

处方:炒酸枣仁、泽泻、炙甘草各 20g,郁金、川芎、知母、麦冬、沙参、当归、川楝子、大枣、佩兰各 10g;茯苓、生地黄、枸杞子、女贞子、墨旱莲、菊花各 15g,小麦 30g,乌药、益智仁各 6g。7 剂,每日 1 剂,水煎服。

二诊:3 月 31 日。服药至第三剂后入睡稍易,盗汗、睡中惊醒及夜尿均减,仍双目干涩,视物欠清,舌红、少苔,脉微弦。守上方去泽泻、郁金,加沙苑子、密蒙花各 10g,夏枯草 15g,山药 20g。7 剂。

三诊:4 月 7 日。入睡较易,近半月来未服安眠药,每晚可睡约 6 小时,未惊醒,盗汗消失,翌晨精神佳。双目仍干涩,时发口腔溃疡,舌红、苔微黄,左细右微弦。守上方去佩兰加五倍子 10g。20 剂,制成膏方,每次 1 汤匙,每日 3 次。后随访睡眠基本正常,余症皆失。

按 《素问·阴阳应象大论》曰:"年四十而阴气自半也,起居衰矣。"肝血不足,阴虚内热,母病及子,致心阴亏虚,热扰心神,故至夜而不能入睡,睡亦不安。治以酸枣仁汤补肝之阴血,犹恐滋阴之力不及,又合一贯煎补肝肾之阴以退虚热。尤其妙在用甘麦大枣汤,《金匮要略》该方本为治妇人脏躁而设,方中小麦有养心阴清虚热之功,用在此处亦较为恰当。因此,诸药合用,10 余年之顽疾,调理半年而告痊愈。

◎案

胡某,女,31岁。2012年1月3日初诊。主诉:入睡难间断性发作6年,加重2个月。2005年起即入睡困难,梦多,易醒,或腰酸。2011年10月取卵做试管婴儿后皮肤瘙痒,触之即痒,服抗过敏西药无效。近2个月来每晚均至午夜后方能入睡,凌晨4~5点即醒,醒后难以复睡。晨起乏力,纳差,口干舌燥,午后困倦,或觉五心烦热,入夜身潮热,面色萎黄。月经常先期,量偏少,色红,带下黄稠,有时外阴痒,大便日1行,或溏。舌暗红、苔白,脉细略沉。中医诊断为不寐。证属心肝血虚,脾失运化。治以滋补肝血,益气健脾。方以酸枣仁汤、香砂六君子丸合黄芪桂枝五物汤加减。

处方:炒酸枣仁20g,茯苓25g,川芎、知母、制香附、党参、白术、生姜、大枣、苦参、郁金各10g,砂仁、陈皮、法半夏、桂枝各6g,黄芪、白芍、地骨皮各15g,炙甘草16g。7剂,每日1剂,水煎服。

二诊:1月10日。服药2剂后睡眠改善明显,其后几天又有所反复,纳食香,烦热、口干均减,精力较前旺盛,肌肤搔之仍痒。舌红、苔薄白,脉沉细。守上方加炙远志6g,桑枝、熟地黄、阿胶、白鲜皮各10g,桑葚15g,焦山楂20g。20剂,水泛丸,每次10~12g,每日3次。服丸药3个月后诸症悉除。

按 《素问·五脏生成》曰“故人卧,血归于肝”。中焦为气血生化之源,脾失运化,气血生化不及,或心血不足,心神失养;或血不养肝,肝虚传心,心神不宁,故夜寐不安。治以香砂六君子丸健脾益气,培补后天之本,使气血旺盛,心血不虚,肝血不亏;更以酸枣仁汤滋肝血、养肝阴,则心肝母子阴阳调和,神志安宁。患者血虚肌肤失养,不荣则燥,燥则生风,故触之即痒,在调补气血的基础上,辅以黄芪桂枝五物汤益气行血、祛风止痒,寓“治风先治血,血行风自灭”之理。

◎案

徐某,男,45岁。2012年3月20日初诊。主诉:睡而不稳12年,加重1年。患者自2000年始即睡而不稳,易醒,醒后难以复睡,或梦。近1年来睡不安宁,稍有响动即醒,有时梦中亦可惊醒,睡眠最长不过3小时,醒后不能再睡,白天精神差,昏沉感明显。情绪亦不稳,或烦躁,或忧虑,常叹气则舒,夜尿2~5次,伴小腹胀,背发凉,双目涩胀,食纳不佳,矢气多,大便或稠或溏。舌红、苔白滑,脉略弦。中医诊断为不寐。证属肝郁脾虚,心神不宁。治以疏肝健脾,滋阴补虚,宁心安神。方以酸枣仁汤合逍遥散加减。

处方:炒酸枣仁、山药各20g,茯苓30g,川芎、知母、生姜各10g,柴胡、薄荷、乌药、益智仁各8g,赤芍、白芍、瓜蒌各15g,当归、白术各12g,制附子6g,炙甘草16g。10剂,每日1剂,水煎服。

二诊:3月31日。药后入睡稍易,夜寐时间有所延长,有时醒后可复睡,白昼精神较前佳,背凉、目胀均减,夜尿2~3次,咽红,舌红、苔白,脉弦。守上方加玄参、西洋参、菊花各10g,龟胶20g,炒谷芽、炒麦芽各15g。20剂,蜜丸,每次10~12g,每日3次。服丸药3个月后,电话随访病愈。

按 《金匮要略》曰"虚劳虚烦不得眠,酸枣仁汤主之"。肝藏魂,心舍神,人寐则魂藏于目,寐则魂藏于肝。患者肝郁气滞,化火伤阴,肝阴不足则母病及子,虚热扰心,故虚烦不得眠;肝病及脾,脾失健运,故有神疲、纳差、便溏之症。中州失运,气血无源,肝阴更虚,如此虚实夹杂之证,迁延12年而不愈。故以逍遥散治肝郁之实,以酸枣仁汤治肝阴之虚,未直接治心而达到宁心安神之效,此为脏腑相关理论的具体应用。

◎案

堪某,女,36岁。2011年12月1日初诊。主诉:睡而不深,梦多约3年。近3年来睡而不深,梦多,晨起可忆起梦中情景,白昼全身乏力,困倦,或睡梦中惊醒,醒后大多能复睡,或潮热盗汗,或两太阳穴附近疼痛,或巅顶疼痛,近半年脱发明显,或耳鸣,背部不适或疼,或头昏。近5个月发现面部尤其双目周围轻度黄褐斑,月经先期3~5天,持续1周方净,来潮首日头痛,白带量稍多,有腥味。舌红、苔白滑,脉微数。中医诊断为不寐。证属肝阴亏虚,阳气怫郁。治以补肝滋肾,宣畅阳郁。以酸枣仁汤、一贯煎合五苓散加减。

处方:炒酸枣仁、生地黄、枸杞子、制何首乌、女贞子、墨旱莲各15g,茯苓25g,川芎、知母、麦冬、沙参、当归、猪苓、白术、黄芩、地肤子、防风各10g,泽泻24g,川楝子、炙甘草各8g,桂枝4g,紫苏叶6g,吴茱萸5g。10剂,每日1剂,水煎服。

二诊:12月14日。药后睡眠较前稳当,梦减,晨起头部稍不适,余可。舌红、苔白,脉细数。守上方加阿胶、炒谷芽、炒麦芽各15g,红参、羌活各

10g,黄芪20g。20剂,制成膏方,每次1汤匙,每日3次善后。

按 《灵枢·大惑论》曰"夫卫气者,昼日常行于阳,夜行于阴,故阳气尽则卧,阴气尽则寤"。阴阳调和,寤寐有度,夜卧昼醒;如阴阳失和,阴虚阳亢,阴不涵阳,故夜而不寐,寐而不深,或夜梦纷纭。治以酸枣仁汤合一贯煎补肝肾之阴,以五苓散畅达阳气,通彻表里。诸药合用,阴复阳潜,阴阳和谐,故用之而获效。

◎案

陈某,女,55岁。2011年11月15日初诊。主诉:入睡困难断续发作10年,加重1个月。10年前即入睡困难,梦多,夜间易醒,醒后复睡难。发现BP偏高亦达10年,一直服丹参片等药。近1个月来上症加重,辗转难眠,或彻夜未眠,白天昏沉欲睡,头或胀,目干涩,夜或心悸,心烦,或早起背疼,便秘,4~5天1行,质干,不易解出,尿黄,口干欲饮,或口苦,咽干,或耳鸣,带或黄,味腥。舌红、少苔,脉弦略数。有腰椎间盘突出症病史。中医诊断为不寐。证属肝虚燥热,湿与热结。治以滋补肝肾,祛湿泻热。方以酸枣仁汤、一贯煎、四妙丸合玉女煎加减。

处方:炒酸枣仁、麦冬、怀牛膝、知母、薏苡仁各20g,茯苓、生地黄、枸杞子、熟地黄、石膏、夏枯草、丹参各15g,川芎、沙参、当归、黄柏、苍术各10g,川楝子、炙甘草各8g,菊花12g。7剂,每日1剂,水煎服。

二诊:11月22日。入睡较易,背疼减,大便每天1行,咽干,舌红、苔微黄、脉弦略数。守上方7剂。

三诊:11月29日。睡眠时间较前延长,仍梦多,晨起头昏,大便1~2日1行,尿微黄,口干减,夜尿1~2次,舌红、苔白边有齿痕,脉细略数。上方去四妙丸、玉女煎,加五苓散。

处方:炒酸枣仁20g,川芎、知母、猪苓、白术、麦冬、沙参、当归、蛇床子、黄芩、枳实各10g,生地黄、枸杞子、夏枯草、丹参、杜仲、桑寄生各15g,炙远志、炙甘草、川楝子各8g,茯苓25g,泽泻24g,桂枝4g,菊花12g,白芷6g。20剂,每次10~12g,水泛为丸,每日3次。随访半年诸症大减。

按 本案患者证属虚实夹杂,既有肝阴虚之内热,又有阳明燥结之实热,还可见湿热下注之候,方以酸枣仁汤、一贯煎治其虚热,以四妙丸、玉女煎治其实热。三诊时实热已去大半,故去后二方加五苓散通阳利水祛湿。临床所见虚实夹杂的不寐证,陈教授往往以酸枣仁汤为主,气郁则合逍遥散,湿热则合四妙丸,胃热则合玉女煎,痰热则合温胆汤,痰湿则合五苓散,随证用之,疗效显著。

参考文献

[1] Cao Ja. Zltaug QY. Cui sy. et al. Hypuotic effect of jujubosides from semen Zizipluspiuosae[J]. Jountal of Etlmopltanu acology,2010,130(1):163 – 166.

[2] 尤鸿,肖红,陈建芳,等.酸枣仁汤对血虚、阴虚小鼠的镇静催眠作用[J].中药药理与临床,2006,22(3):23 – 24.

[3] 金阳,李飞,李延利.酸枣仁汤对失眠大鼠睡眠时相的影响[J].时珍国医国药,2008,19(6):1355 – 1356.

[4] 游秋云,王平,黄攀攀,等.酸枣仁汤对老年失眠证候模型大鼠脑皮质超微结构及星形胶质细胞表达的影响[J].中华行为医学与脑科学杂志,2010,19(9):827 – 829.

[5] 王金宝,寇绍杰,赵晓锋,等.酸枣仁汤对失眠症疗效及血浆褪黑素水平的影响[J].神经疾病与精神卫生,2009,9(4):303 – 304.

[6] 李玉娟,刘雯,杨静玉,等.酸枣仁汤的镇静催眠作用[J].沈阳药科大学学报,2002,19(2):115 – 117.

[7] 马德孚.酸枣仁汤的药理研究[C].全国第二届仲景学术思想研讨会,1995:124.

[8] 赵立志,杨思进,白雪.酸枣仁汤对心脏介入患者心理应激的干预研究[J].西部医学,2010,22(9):1691 – 1693.

[9] 王欣,谢鸣.酸枣仁汤对 EPM 大鼠脑组织 GABA – A 受体 mRNA 表达的影响[J].中医药学刊,2006,24(1):49 – 51,152 – 153,84 – 85.

[10] 王守勇,谢鸣,王欣.酸枣仁汤组分配方对高架十字迷宫小鼠行为学及 β – 内啡肽的影响[J].中医药导报,2009,15(11):56 – 58.

[11] 夏寒星.酸枣仁汤抗抑郁实验研究[J].浙江中医药大学学报,2010,3.4(1):52 – 53.

[12] 杨新年,张业,李霏.酸枣仁汤对抑郁模型大鼠行为学和脑组织单胺类神经递质的影响[J].河南中医学院学报,2007,22(4):14 – 17.

[13] 张仲一,高岚,胡觉民,等.酸枣仁汤降脂作用的实验研究[J].江西中医药,2005,36(2):58 – 59.

[14] 段瑞,黄鹏,张宏,等.酸枣仁汤对记忆能力影响的实验研究[J].福建中医

药,2003,34(1):37－38.

[15]游秋云,王平,孔明望,等.酸枣仁汤对老年血亏阴虚失眠证候模型大鼠脑组织谷氨酸、γ－氨基丁酸及γ－氨基丁酸 A 受体表达的影响[J].中国实验方剂学杂志,2010,16(14):119－123.

[16]王雁萍,魏重琴.酸枣仁皂苷 A 对血管平滑肌细胞增殖及 sis 基因表达的影响[J].心肺血管病杂志,2002,21(1):43－45.

[17]邓伟,唐其柱,李欣,等.酸枣仁皂苷 A 对大鼠心室肌细胞 L－型钙通道的影响[J].武汉大学学报:医学版,2009,30(3):299－302.

[18]陆晖,陆艳玲,吴云虎,等.酸枣仁皂苷 A 对脑缺血再灌注损伤大鼠神经保护作用的研究[J].陕西中医,2009,30(5):621－623.

[19]朱海鹏,高志良,谭德明,等.酸枣仁汤对小鼠试验性急性肝衰竭的影响[J].中国中药杂志,2007,32(8):718－721.

[20]国家药典委员会.中国药典[M].北京:中国医药科技出版社,2015.

[21]南京中医药大学.中药大辞典[M].上海:上海科学技术出版社,2006.

[22]全国中草药汇编编写组.全国中草药汇编[M].北京:人民卫生出版社,1975.

[23]张志峰.陈国权教授运用酸枣仁汤为主方治疗不寐验案举隅[J].新中医,2013(5):220－222.

[24]刘明,颜勤.酸枣仁汤合方治验举隅[J].浙江中医杂志,2010(7):528－529.

[25]邹锦山,刘桂芳.酸枣仁汤治疗精神疾病举隅[J].新中医,2005(5):77－78.

[26]赵云阳,杨东东.杨东东运用酸枣仁汤治疗失眠经验[J].湖南中医杂志,2015(8):23－25.

[27]李德珍,裴蓉,王抗战.施今墨论治失眠探析[J].中医研究,2013(6):63－65.

[28]侍如有.黄连阿胶汤合酸枣仁汤临床应用举隅[J].南京中医药大学学报,1998(14):174.

[29]周宝宽,周探.酸枣仁汤化裁治疗眩晕验案[J].河南中医,2012(10):1277－1278.

[30]黄选兆,汪宝吉,孔维佳.实用耳鼻咽喉头颈外科学[M].北京:人民卫生出版社,2007.

[31]张婷,戴春富.梅尼埃病的遗传学研究进展[J].中国眼耳鼻喉科杂志,2001,11(1):58－60.

[32]李学佩.神经耳科学[M].北京:北京大学医学出版社,2007.

［33］贾建平.神经内科疾病临床诊疗规范教程［M］.北京:北京大学医学出版社,2010.

［34］刘若卓,于生元.偏头痛发病机理的研究进展［J］.中国疼痛医学杂志,2002,4:225-227.

［35］紧张型头痛诊疗专家共识组.紧张型头痛诊疗专家共识［J］.中华神经科杂志,2007:496-497.

［36］偏头痛诊断与防治专家共识组.偏头痛诊断与防治专家共识［J］.中华内科杂志,2006,45:694-696.

［37］头痛分类和诊断专家共识组.头痛分类和诊断专家共识［J］.中华神经科杂志,2007,40:439-495.

［38］S. Evers, J.（A）fra, A. Frese,等. EFNS 偏头痛药物治疗指南 EFNS 特别工作组修订报告［J］.国际脑血管病杂志,2010,1:8-15.

［39］刘要武.酸枣仁汤治验［J］.河南中医,2014(3):393-394.

［40］张艳荣.酸枣仁汤的妙用［J］.吉林中医药,2000(2):54.

［41］贾美华.酸枣仁汤加味治三叉神经痛［J］.四川中医,1989(2):38.

［42］丁德正.酸枣仁汤治疗精神疾病举隅［J］.中华中医药杂志,2014(1):152-154.

［43］谢晓丽,米烈汉.米烈汉教授临证验案选粹［J］.光明中医,2012(1):157-158.

［44］王付.酸枣仁汤合方治验举隅［J］.新中医,2008(7):96.

［45］江妙津.中医心神学说与临床［M］.北京:人民卫生出版社,2009,12.

［46］范仲恺.酸枣仁汤临床应用举隅［J］.中国社区医师,2008(24):40.

［47］宋丹,丁碧云.酸枣仁汤加减治疗室性早搏的疗效观察［J］.西部中医药,2012(3):60-61.

［48］李相中,刘维,李敏霞,等.酸枣仁汤加味治疗良性室性早搏［J］.河南中医,2001(4):26.

［49］袁福茹,何永田.酸枣仁汤加味治疗室性早搏84例临床观察［J］.湖南中医.杂志,1995(6):11-13

［50］孙志,张祥培.酸枣仁汤治疗难治性室性早搏的体会［J］.山东中医杂志,1998(3):112-113.

［51］李俊枝,刘春甫.刘春甫治疗冠心病心肌缺血伴失眠的临床经验［J］.内蒙古中医药,2015(7):49-50.

［52］王定奇.酸枣仁汤治疗冠心病失眠的体会［J］.中国中医药现代远程教育,2011(3):169-170.

［53］中国高血压防治指南修订委员会.中国高血压防治指南2010［J］.中华心血管病杂志,2011,39(7):579-616.

[54]中国高血压防治指南(基层版)编撰委员会.中国高血压防治指南(2009 年基层版)[J].中华高血压杂志,2010,18(1):11 – 30.

[55]中华医学会心血管病学分会高血压学组.清晨血压临床管理的中国专家指导建议[J].中华心血管病杂志,2014,42(9):721 – 725.

[56]陆再英,钟南山.内科学:7 版[M].北京:人民卫生出版社,2008.

[57]何艳,李春华.子时服用酸枣仁汤治疗原发性高血压病临床体会[J].新疆中医药,2010(5):94 – 95.

[58]张云洪,衣娜.酸枣仁汤在老年高血压病伴失眠中的应用[J].心血管病防治知识(学术版),2015(11):154 – 155.

[59]张诗军,陈泽雄,李俊彪.加味酸枣仁汤治疗失眠证临床疗效及对 SIL 2R 水平的影响[J].中国中医基础医学杂志,2002,8(1):40.

[60]杨晓霞,陈彤伟.酸枣仁汤改善心肌梗死患者睡眠和情绪障碍[J].中国临床康复,2004,8(12):2370.

[61]张丽萍,卢建.酸枣仁汤合甘麦大枣汤治疗更年期失眠症 25 例[J].浙江中西医结合杂志,2002,12(6):362 – 363.

[62]张慧霞.酸枣仁汤治疗更年期综合征 52 例[J].现代中西医结合杂志,2000,9(20):2045 – 2046.

[63]李燕玲,郭峰,曾斌芳.酸枣仁汤治疗泄泻举隅[J].新疆中医药,2008(4):20.

[64]刘珈,王德惠.王德惠治疗糖尿病合并失眠[J].长春中医药大学学报,2013(4):609 – 610.

[65]黄文章.行经期心律不齐[J].中外妇儿健康,2010(11):63.

[66]罗颂平.中医妇科学[M].北京:高等教育出版社,2008.

[67]邓小虹,张松文.北京地区围绝经期妇女健康现状的流行病学调查[J].北京医学,2002,24(4):235 – 238.

[68]路洪波,杨晓钊,黄永兴,等.南宁市妇女围绝经期综合征流行病学调查研究[J].广西医科大学学报,2001,18(5):761 – 763.

[69]黄守清,杨丽蓉.围绝经期妇女中医证素的研究[J].中华中医药学刊,2007,25(4):83 – 785.

[70]陆启滨.更年期综合征病因病机探源[J].中医药学刊,2001,19(2):139 – 140.

[71]成方平,杨洪艳,张春玲,等.中医对更年期综合征的认识及研究[J].天津中医药,2005,22(3):216 – 218.

[72]刘朕骥,曲海英,等.更年期综合征发病相关因素及护理对策[J].护士进修杂志,2007,22(24):2278 – 2279.

[73]薛静燕,洪庆祥,赵立宇.益脾宁更汤治疗围绝经期综合征 60 例疗效观察[J].河南中医,2004,24(8):28-29.

[74]毕博.孙兰军运用酸枣仁汤加减治疗围绝经期心悸经验[J].河北中医,2009(11):1642.

[75]李曰庆.实用中西医结合泌尿男科学[M].北京:人民卫生出版社,1995.

[76]闫亚莉,泰爱玲.酸枣仁汤在皮肤病中的应用[J].陕西中医,1993(11):516-517.

[77]梁红叶.酸枣仁汤新用[J].新疆中医药,2012(5):114-115.

[78]王健雄.酸枣仁汤治疗杂证举隅[J].湖南中医杂志,1998(5):44.

[79]王春燕,马仲林.外伤后顽固性头晕 1 例报告[J].中医临床研究,2012(11):85.

[80]杨波,李洁,赵岩茹,等.杨洪涛经方化裁治疗腹膜透析并发症经验举隅[J].中国中西医结合肾病杂志,2015(8):663-665.

[81]张鸣,傅喆暾,马明华.酸枣仁汤合黄连阿胶汤治疗慢性疲劳综合征 50 例[J].甘肃中医,2009,22(7).

[82]尤海玲,陈源,贺娟,等.名方合用治验疑难病 3 则[J].辽宁中医杂志,2009(11):1978-1979.

[83]王健雄.酸枣仁汤治疗杂证举隅[J].湖南中医杂志,1998(5):44.

[84]丁德正.酸枣仁汤治疗精神病的验案与体会[J].河南中医,1987(1):21-22.

[85]王侃.酸枣仁汤加味治疗鼻衄[J].陕西中医,1984(10):45.

[86]李海燕.朱砂安神丸的方药配伍分析与临床应用[J].中国医药指南,2009(18):66-67.

[87]陈建明,钱旻,孔俊虹.朱砂安神丸验案 2 则[J].江苏中医药,2012(7):49-50.

[88]朱锦华.天王补心丹的临床新应用[J].甘肃中医,1999(4):35-36.

[89]王贵会,李文达,杨蓉,等.安神定志丸的临床应用体会[J].光明中医,2010(4):715-716.

[90]姚宗英.黄连阿胶汤临证验案 3 则[J].上海中医药杂志,2005(12).

[91]王付.方剂学.[M].北京:中国中医药出版社,2010.

[92]张仲景.金匮要略[M].北京:中医古籍出版社,1997.

[93]孙思邈.备急千金要方[M].北京:人民卫生出版社,1982.

[94]孙思邈.千金翼方[M].辽宁:辽宁科学技术出版社,1997.

[95]王熹.外台秘要[M].上海:上海古籍出版社,1991.

[96]王怀隐.太平圣惠方[M].北京:人民卫生出版社,1958.

[97]尤在径.金匮要略心典[M].上海:上海人民出版社,1975.

[98]陈修园.金匮要略浅注[M].广东:福建科学技术出版社,1988.

[99]高学山.高注金匮要略[M].上海:上海卫生出版社,1956.

[100]黄煌.张仲景五十味药证[M].北京:人民卫生出版社,1998.

[101]李小可,苏菲,薛乔,等.局方酸枣仁药证发微[J].中国中医基础医学杂志,
2012(6):660–661.

[102]王付.经方药症与方证[M].北京:人民军医出版社,2007.

[103]王雪华.王雪华金匮要略讲课实录[M].北京:中国中医药出版社,2009.

[104]袁梦石,庄振中,周雪.酸枣仁汤加味治疗不明原因性失眠69例临床观察
[J].中医药导报,2009(4):13–15.

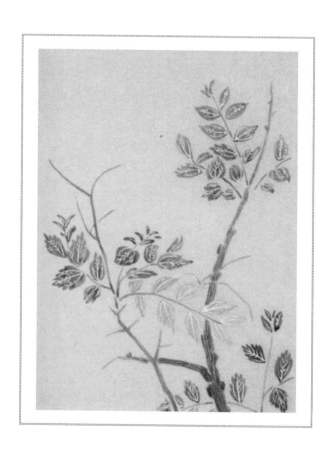